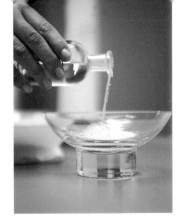

AROMATERAPIA

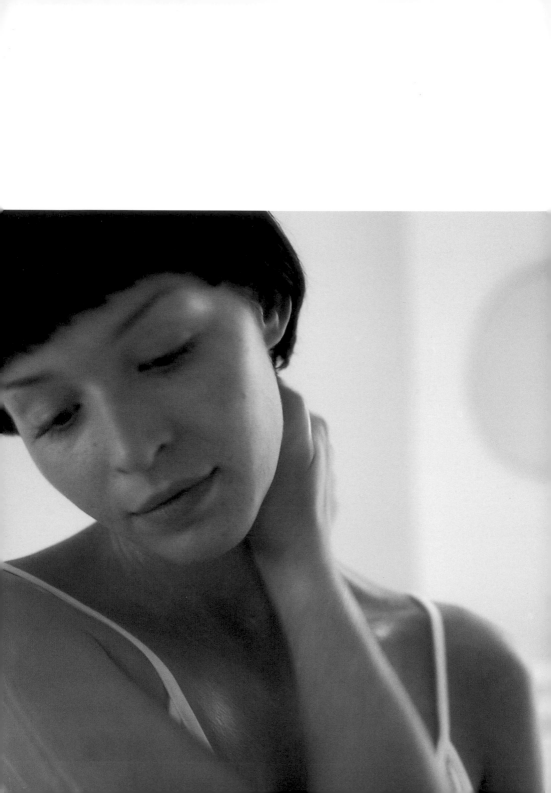

VERONICA SIBLEY

SOLUCIONES DE AROMATERAPIA

Aceites esenciales para elevar la mente, el cuerpo y el espíritu

• MARABOUT •

Publicado por primera vez en Gran Bretaña en 2004
con el título de *Aromatherapy Solutions* por Hamlyn,
una división de Octopus Publishing Group Ltd. 2-4
Heron Quays, Docklands, Londres E14 4JP.

PRIMERA EDICIÓN - PRIMERA REIMPRESIÓN - III/06

Marabout es una marca registrada de Hachette Livre.

Impreso en México – Printed in Mexico

ADVERTENCIA
Este libro no debe considerarse un sustituto del
tratamiento médico profesional. Debe consultarse a un
médico en todos los asuntos relacionados con la salud.
Aunque las recomendaciones y la información en este
libro son precisas y las instrucciones para cada paso
han sido ideadas para evitar la tensión, ni la editorial
ni el autor aceptarán ninguna responsabilidad legal
por cualquier lesión o enfermedad sufrida durante el
seguimiento de los ejercicios y consejos incluidos.

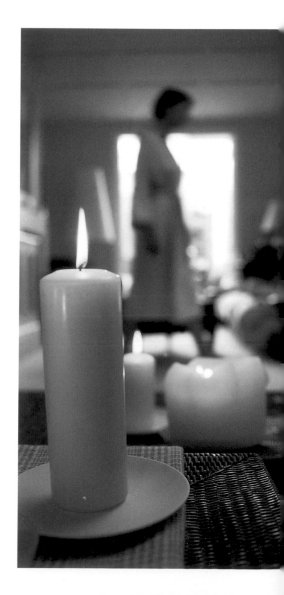

ÍNDICE

INTRODUCCIÓN

La aromaterapia es un método delicado pero efectivo
para sanar la mente, el cuerpo y el espíritu mediante el
uso de aceites naturales de hierbas y árboles aromáticos.
Proporciona una opción valiosa a las medicinas basadas en
productos químicos. En este libro se explica en qué consisten
estos aceites, cómo funcionan y cómo usarlos. Hay, además,
una sección de masaje aromaterapéutico con fotografías.

Se incluyen todos los malestares que pueden aliviarse
con aromaterapia, así como su valor en el tratamiento
de problemas emocionales y mentales; además, se detallan
los aceites esenciales recomendados y cómo deben utilizarse.
Los aceites esenciales también pueden emplearse en
el hogar y se presenta una guía para cada habitación en la
que se muestra cómo aprovechar el poder de las plantas
en la vida cotidiana. Por último, al final del libro aparece
un catálogo cuya función es exponer las propiedades
y los usos de todos los aceites esenciales y aceites
portadores (o aceites base) recomendados.

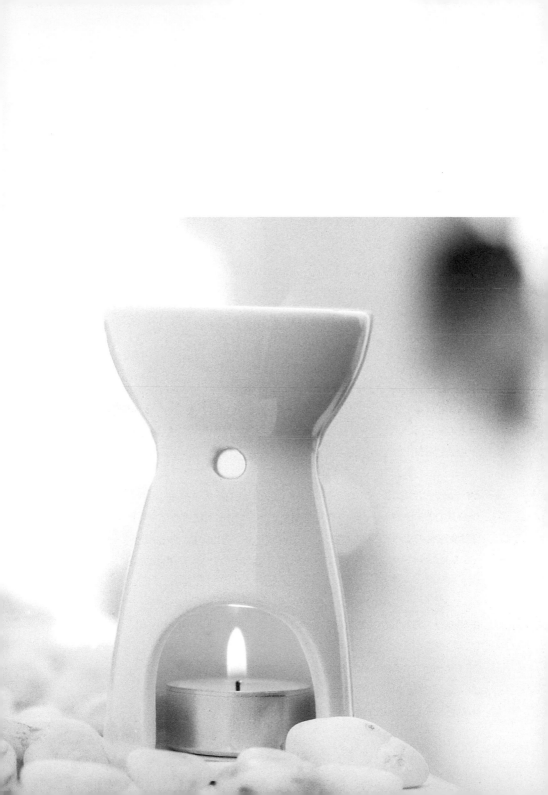

PRECAUCIONES Y SENSIBILIDAD

Prueba del parche en la piel

Si usted tiene piel muy sensible o alguna alergia, es recomendable que realice una prueba del aceite esencial o de aceite portador antes de usarlo. Para hacerlo, lleve a cabo la prueba del parche en la piel, de la siguiente manera:

- Frote el interior de la parte baja del brazo (el codo o la muñeca) con un suave cepillo para el cuerpo.
- Aplique dos gotas del aceite esencial a un parche sin antiséptico.
- Colóquelo en el lado posterior del antebrazo y déjelo durante 48 horas.
- Si es sensible a los parches, aplique aceite limpio sobre la piel y cubra con una tela adhesiva y una venda.

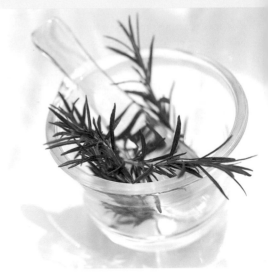

Las sensibilidades a los aceites esenciales tienden a mostrarse muy rápido, mientras que para que aparezcan las sensibilidades y alergias a los aceites portadores se necesitan varias horas. Si aparece algún enrojecimiento, hinchazón o ampolla (esta última es poco común), el resultado es positivo y debe evitar ese aceite.

Tratar una reacción adversa

Si ocurre cualquier reacción adversa, deben seguirse uno o más de los pasos siguientes.

- Lave la piel suavemente con jabón neutro. Esto eliminará los aceites de la superficie.
- Exponga la piel al aire (no a la luz del sol). Esto favorecerá la evaporación de una parte del aceite.
- Aplique una crema suave con corticosteroides, que es lo que recomendaría la mayoría de los médicos.

Contraindicaciones

Siempre revise el *Catálogo de aceites esenciales* (*véanse* páginas 108-119) y el *Catálogo de aceites portadores* (*véase* páginas 120-124) para considerar precauciones y contraindicaciones antes de usar cualquier aceite. Los siguientes aceites no deben utilizarse en las situaciones que se señalan a continuación.

- Si está tomando aspirina, heparina o warfarina, evite: laurel.
- Si está tomando paracetamol, evite: hinojo.
- Durante el embarazo, evite: cayeput, manzanilla romana, semilla de apio, hoja de canela, salvia romana (de amaro, esclarea), hinojo, jazmín real, enebro, lavandín, lavanda, espliego, mejorana, mirra, niauli, romero, tagetes, milenrama.
- En bebés y niños pequeños, evite: hinojo, may chang, niauli, menta, tagetes.
- Si presenta hipertensión evite: romero, tomillo rojo.
- Si hay fiebre evite: lavandín, espliego.
- Si se presenta epilepsia evite: hinojo, lavandín, espliego, romero
- Si presenta problemas del hígado (incluido alcoholismo) evite: hinojo, romero.
- Si se presentan alergias evite: aceite portador de almendras (dulces), aceite portador de germen de trigo.
- Si existe sensibilidad en la piel evite: citronela, clavo, eucalipto limón (*E. citriodora*), geranio de olor, manuka, may chang, menta, árbol del té, tomillo rojo, ylang ylang.
- Los siguientes aceites son fotosensibles o fototóxicos, cuando los use debe mantenerse lejos del sol: angélica, bergamota, toronja, limón, lima, tagetes, ylang ylang.

¿QUÉ SON LOS ACEITES ESENCIALES?

La naturaleza nos ha brindado un agente curativo que puede emplearse para mejorar mente, cuerpo y espíritu. Este agente de curación viene en forma de "aceites esenciales", también denominados algunas veces *esencias* o *aceites volátiles*, los cuales se extraen de hierbas y árboles aromáticos. Estos aceites se acumulan en las glándulas o sacos dentro de las fibras de la planta y se cree que su función es favorecer la polinización, ayudar a la supervivencia de la planta y evitar el ataque de los depredadores.

Los aceites esenciales se encuentran en diferentes partes de la planta:

- flores (lavanda y rosa)
- frutos (limón)
- hojas (eucalipto)
- bayas (pimienta negra)
- resina de corteza (incienso u olíbano)
- conos (cipreses)
- duramen (sándalo)
- rizomas (jengibre)
- raíces de hierbas (vetiver)

El naranjo es poco común porque produce tres aceites esenciales diferentes y cada uno posee distintas propiedades medicinales.

- El neroli proviene del azahar y es agridulce y sedante.
- El petitgrain proviene de las hojas y es benéfico para la piel.
- La cáscara proporciona naranja amarga, que ayuda a aliviar la ansiedad y las preocupaciones.

Nombres de plantas

En el *Catálogo de aceites esenciales* (*véanse* páginas 108-119) para las plantas usadas en aromaterapia, aparecen los nombres botánicos (en latín) así como los nombres comunes en español. Esto puede parecer intimidante, pero los nombres botánicos procedentes del latín son los mismos en todo el mundo, a diferencia de los nombres comunes y, por lo tanto, usarlos elimina cualquier confusión posible. Todas las plantas tienen un nombre botánico único en su género en el que se identifican dos partes. La primera

---

PRODUCCIÓN DE ACEITES

Cuesta mucho trabajo producir una gota de aceite esencial. Se necesitan 60 000 flores de rosa para producir 25 g de aceite de rosas, mientras que el de lavanda es más fácil de obtener y pueden producirse 3 litros de aceite de 100 kg de flores secas.

Las flores de rosa y jazmín tienen que recolectarse a mano al amanecer, antes de que salga el sol, ya que el calor de este último evaporaría el aceite esencial contenido en los pétalos.

El sándalo debe tener 30 años de edad y medir aproximadamente 9 m de altura antes de talarlo para su destilación.

La amplia variedad en el cultivo y la recolección de plantas se refleja en el precio de cada aceite esencial. El de jazmín es uno de los más caros; se necesitan ocho millones de flores de jazmín recolectadas a mano para producir un litro de aceite esencial.

---

corresponde al género y siempre se escribe con mayúscula. La segunda es el nombre de la especie, y siempre aparece en minúsculas. Ambas se escriben en cursivas en todos los casos.

Por ejemplo, una especie de eucalipto, planta común en aromaterapia, se denomina *Eucalyptus* (género) *globulus* (especie). Cada especie posee diferentes propiedades. Por ejemplo, el *Eucalyptus globulus*, con alto contenido de óxidos y quetonas (cetonas), es un buen aceite para adultos que sufren resfriados y problemas de sinusitis. El *Eucalyptus smithii* tiene óxidos pero no quetonas, lo cual lo convierte en un aceite más seguro para usarlo en niños que sufren los problemas mencionados. El *Eucalyptus citriodora*, con alto contenido de aldehídos, no se emplea para los resfriados, pero funciona como un buen repelente de insectos.

Si tiene alguna duda, siempre revise el *Catálogo* (*véanse* páginas 108-119) para asegurarse de que está usando el aceite correcto.

¿DE DÓNDE PROVIENEN LOS ACEITES?

Los aceites esenciales provienen de todo el mundo. La manzanilla, la menta, la rosa y la milenrama se originaron en Inglaterra; el eucalipto, el niauli y el árbol del té neozelandés, en Australia; el cedro, en Estados Unidos; el ylang- ylang y el ravensare, en Madagascar; el petitgrain, en Paraguay; el cardamomo, en Guatemala; el jengibre, en China; el sándalo, en la India; el estragón y la lavanda, en Francia. La misma especie de planta cultivada en diferentes países, en distintas condiciones de suelo y altitud, producirá aceites que difieren en su composición química y propiedades terapéuticas.

El tomillo (*Thymus vulgaris*) que crece a gran altitud producirá un alto contenido alcohólico porque la planta se desarrolla en el sol y la luz, pero si se cultiva a poca altitud, y en condiciones más oscuras, producirá fenoles. Un alto porcentaje de fenoles dentro del aceite es agresivo y llega a ser irritante para la piel. Los dos aceites son benéficos para el resfriado y la gripe, pero la utilización del *Thymus vulgaris* cultivado a gran altitud es más segura debido a su menor contenido de fenoles.

La lavanda (*Lavandula angustifolia*) que florece en el sur de Francia tiene un alto contenido de éster, el cual es calmante y sana la piel; la lavanda que crece en Bulgaria presenta un contenido alcohólico más alto y, por lo tanto, posee buenas propiedades astringentes y purifica la piel; la lavanda que se cultiva en Inglaterra tiene un olor más dulce que la de Francia, país en el cual el aroma del aceite es más fuerte y profundo.

¿Cómo se extrae el aceite?

El aceite esencial se extrae de la planta de diversas maneras. Las más comunes son la destilación al vapor, el exprimido y la maceración.

- La destilación al vapor implica colocar la materia de la planta en el agua; luego se pone a hervir. El vapor que contiene el aceite esencial volátil corre a través de un enfriador, en donde se condensa y se reúne el destilado líquido. El aceite esencial aparece como una película delgada en la superficie del líquido y se separa del agua.
- El aceite de los cítricos se exprime en vez de destilarse. En las frutas cítricas, el aceite esencial se localiza en pequeños sacos justo bajo la superficie de la cáscara. El aceite necesita exprimirse y esto se logra dejando que la fruta ruede sobre un conductor del cual salen pequeñas agujas, que perforan los diminutos depósitos de aceite en la cáscara del cítrico. El aceite simplemente cae, se atrapa y se filtra.
- Los aceites macerados en realidad son aceites "portadores" –o aceites base– (*véanse* páginas 24-25) y no aceites esenciales puros. La materia de la planta se reúne, se pica y después se le añade aceite de girasol o de oliva. La mezcla se agita suavemente durante un rato, antes de colocarse bajo sol intenso durante varios días. Todos los compuestos solubles presentes en la materia de la planta, incluido el aceite esencial, se transfieren al aceite de girasol o de oliva. Entonces la mezcla se filtra cuidadosamente para eliminar la materia agregada de la planta. Lo que queda es el aceite portador, el cual contiene las moléculas del aceite esencial. Las plantas utilizadas en este mismo proceso son la caléndula, la raíz de zanahoria y la hierba de San Juan (hipérico).
- La extracción por solventes se utiliza para obtener aceites esenciales de plantas que no producen un gran rendimiento de aceites esenciales dentro de sus glándulas de aceite. Las flores se recolectan y se sumergen en un solvente de perfume adecuado, que absorbe el aroma, el color y la cera de la planta. Luego el solvente se evapora para dejar una sustancia conocida como concreto. El concreto se mezcla con alcohol para ayudar a filtrar las ceras. El siguiente proceso es destilar el alcohol, lo cual deja un aceite "absoluto". Este método se emplea para la rosa y el jazmín, y la palabra absoluto aparecerá en la etiqueta del aceite embotellado. Sin embargo, debido a que el producto terminado todavía contiene 2 o 3% del solvente, estos aceites no se consideran aceites esenciales puros.

PRECAUCIÓN No confunda el aceite puro de rosa con la esencia de rosa de Alejandría o esencia de attar. Esta última es un aceite esencial puro que ha sido destilado al vapor, y la palabra attar aparecerá en la etiqueta de la botella; si no se encuentra ahí, no se garantiza que sea un aceite destilado puro de rosa.

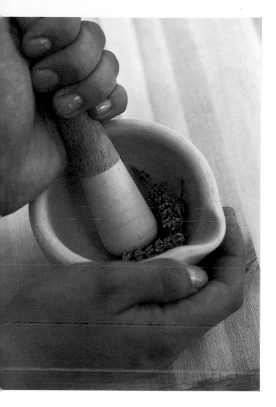

CONSERVACIÓN DE ACEITES

La degradación química es el proceso por el que se reduce la calidad del aceite esencial en determinado tiempo. Las tres razones principales para la degradación de los aceites esenciales son el oxígeno atmosférico, el calor y la luz. Cuando el oxígeno se introduce en los aceites esenciales, altera los componentes dentro del aceite. Este proceso se conoce como oxidación y tiende a ocurrir en los aceites esenciales ricos en terpenos, como el limón y el pino. El calor y la luz también aceleran la oxidación; por eso es importante guardar los aceites esenciales en frascos oscuros y herméticos lejos del calor y la luz.

Los aceites esenciales no diluidos deben usarse en el primer año después de abrir el frasco y guardarse en un lugar fresco y oscuro, de preferencia en una caja. Siempre compre los aceites esenciales en frascos de vidrio oscuro, nunca en frascos de vidrio transparente. Si se guardan los aceites esenciales de forma correcta, llegan a durar hasta dos años. La excepción la constituyen los aceites cítricos, que deben emplearse durante los seis meses posteriores a la compra o un año si se mantienen frescos.

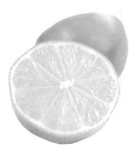

Adquisición de aceites

Los aceites esenciales de calidad pura no son fáciles de encontrar, y utilizar aceites sintéticos o perfumados puede ocasionar sensibilidad en la piel. Busque una empresa reconocida que le permita hacer un pedido por correo o una tienda que no sólo venda aceites esenciales sino que ofrezca ayuda y consejo sobre su seguridad y uso. Los frascos con la etiqueta "Aceite de aromaterapia" por lo general contienen aceites esenciales que han sido mezclados en un aceite de semilla de uva. Estos aceites parecen baratos, pero cuando se reciben únicamente de 5 a 10 gotas de aceite esencial, en realidad resultan muy caros. Tampoco tendrán las propiedades holísticas curadoras de un aceite esencial de calidad pura. Es posible adquirir por correo o en tiendas especializadas en remedios naturales todas las aguas de flores y los productos naturales mencionados a lo largo de este libro.

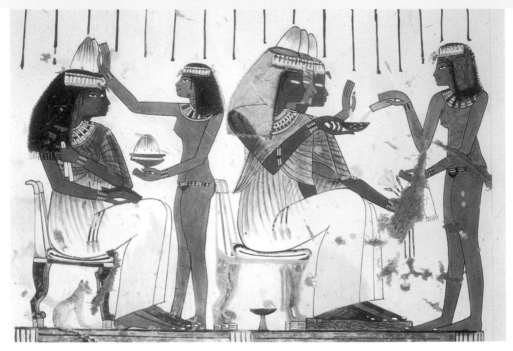

El mundo antiguo

En tiempos tan remotos como el año 4 500 a. C. los egipcios ya utilizaban el poder de los perfumes. Cada deidad egipcia tenía su propia fragancia especial y las estatuas se cubrían con aceites perfumados. Los egipcios usaban aceites para embalsamar y pronosticaron que los cuerpos embalsamados durarían 3 000 años.

Además, Hipócrates, el médico de la Grecia antigua, llamado el "padre de la medicina", decía que "el camino a la salud es darse un baño aromático y un masaje perfumado todos los días".

El antiguo sistema hindú de medicina, el ayurveda, incorporó extractos de plantas y aceites esenciales a sus pociones de curación. En el Cristianismo, de acuerdo con el Libro del Éxodo, en la Biblia, el Señor transmitió a Moisés la fórmula para obtener un aceite de unción especial, que incluía mirra, canela, cálamo, canela de la China y aceite de oliva. Este aceite sagrado se usó para consagrar al hermano de Moisés, Aarón, el primer gran sacerdote de los judíos.

Copia de una pintura mural que representa una escena de banquete en la tumba de Nebamun, Tebas, aproximadamente en el año 1400 a. C.

La aromaterapia en Europa

La rosa era nativa de Oriente y se introdujo en Europa gracias a las Cruzadas. Para preservar su aroma, los pétalos se remojaban en aceite de oliva. En la Europa del siglo XIV, el pino se quemaba en las calles y los pisos se cubrían con plantas aromáticas como protección contra enfermedades infecciosas. A partir del siglo XV y hasta el XVII, a lo largo de Europa se publicaron varios libros de remedios herbarios, incluidos métodos para extraer y utilizar aceites. En Inglaterra, el famoso Herbal, de Nicholas Culpeper, apareció en 1653.

En el siglo XIX, los aceites esenciales tuvieron mucha difusión para elaborar medicamentos. Los productos aromáticos abarrotaron las farmacias; estos aceites se consideraron durante años como la principal protección contra las epidemias. La investigación sobre los aceites esenciales como el cedro, la canela, el incienso, el enebro, la lavanda, el romero, la rosa y la salvia continuaron y se crearon nuevos aceites, como el de cayeput, perifollo, neroli, valeriana y pino. Las industrias de perfumería y destilación tuvieron éxito en la parte norte de Europa, en especial en Grasse, en Francia, y surgieron empresas comerciales prósperas.

El término *aromaterapia* fue acuñado por el químico francés René-Maurice Gattefossé, quien vivió en los alrededores de Lyon a principios del siglo xx. Su investigación demostró que muchos aceites esenciales eran mejores antisépticos que los aceites sintéticos que se usaban hasta entonces. Cuando aplicó lavanda a quemaduras graves y gangrenosas en su brazo y cabeza, descubrió que sanaron rápidamente y no dejaron cicatrices. Utilizó la palabra *aromaterapia* por primera vez en los artículos que escribió y para el título de su primer libro, publicado en 1928.

La aromaterapia en la actualidad

La aromaterapia moderna se deriva del trabajo de René-Maurice Gattefossé. Algunos científicos y terapeutas realizaron estudios tanto en laboratorio como en la práctica cotidiana en todo el mundo. La mayor parte de su investigación, en cierta forma limitada por la ideología científica dominante, se ocupa casi exclusivamente de los poderes antisépticos y antibióticos de los aceites esenciales y sus propiedades alopáticas (que tratan las enfermedades introduciendo una condición diferente de la causa de la enfermedad). En la actualidad, se llevan a cabo investigaciones en los campos de las enfermedades cardiovasculares, la atención a los ancianos y en las alteraciones del sueño.

Desde principios de la década de 1980, según el trabajo de los académicos Dodd y Van Toller, de la Universidad de Warwick, Gran Bretaña, una mejor comprensión de los mecanismos olfativos abrió nuevas y emocionantes rutas para la investigación y experimentación en aromaterapia. Sin embargo, en retrospectiva, es evidente que el mayor avance logrado en el desarrollo de la aromaterapia es el regreso a aceites genuinos derivados exclusivamente de una especie de planta. Sólo hasta nuestros días los fabricantes de aceites esenciales comienzan a producir aceites acordes con estos requerimientos.

La oficina parisina de la *Societé Française des Produits Aromatiques*, Francia, en 1932.

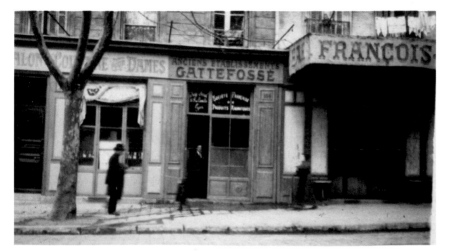

EL PODER CURATIVO DE LOS ACEITES

Debido a que los aceites esenciales tienen un aroma muy dulce, sería fácil suponer que son valiosos únicamente como perfumes. Esto representa un error, porque estas sustancias son muy complejas en cuanto a su estructura molecular y constituyen un medio poderoso para fomentar la curación en nosotros y la gente que nos rodea.

En promedio, un aceite esencial incluye 100 componentes. La tecnología permite la identificación de un mayor número de componentes en las plantas y cuanto más sabemos acerca de éstos, mejor entendemos cómo funciona la aromaterapia. Los principales componentes químicos de los aceites esenciales son los siguientes:

- terpenos
- alcoholes
- ésteres
- aldehídos
- quetonas
- fenoles

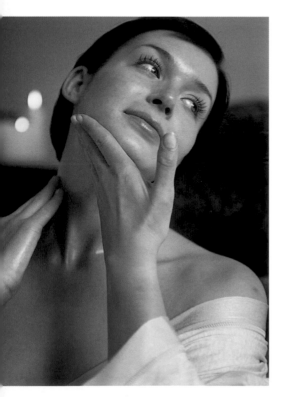

Propiedades terapéuticas

Las propiedades internas de una planta viva que sustentan su propia existencia están contenidas en aceites esenciales y se usan para curar en aromaterapia. Aunque puedan parecerse y oler igual que un aceite esencial, los materiales sintéticos no poseen las mismas cualidades terapéuticas de curación. Para un empleo terapéutico efectivo, es fundamental que sólo se utilicen aceites esenciales puros, esto es, esencias de plantas naturales, que hayan sido extraídas por destilación al vapor, exprimido o maceración (*véanse* páginas 10-11).

No vale la pena adquirir perfumes sintéticos, no importa lo agradable que sea su aroma, porque los productos reconstituidos o copias químicas de esencias naturales simplemente no funcionan para propósitos medicinales. La composición química de la planta natural dentro del aceite esencial es la que favorece la curación.

Adulteración

El mundo de los aceites esenciales está rodeado de confusión, incertidumbre e ignorancia en cuanto a la calidad de un aceite esencial puro. Muchos se adulteran mediante la dilución o rebajamiento. Estos términos significan básicamente lo mismo: el aceite esencial ha sido alterado en su constitución original. Es posible "leer" la fórmula de los aceites esenciales por medio de pruebas científicas, pero eso no demostrará si el aceite es puro o verdadero, porque en un perfume sintético se verá la misma proporción de componentes. Lo que sí se comprueba con esas pruebas es la adición o eliminación de sustancias al aceite.

Al no tener acceso a esos exámenes especializados, ¿cómo juzgar la calidad y pureza de cualquier aceite que deseemos comprar? Algunas veces el precio es la clave. Es importante recordar que aunque un aceite inferior puede adquirirse a un precio alto, no es posible comprar un buen aceite a un precio bajo. Averigüe con cualquier proveedor su grado de conocimiento sobre aceites esenciales en relación con su pureza, uso y seguridad; trate de encontrar un proveedor en quien confiar.

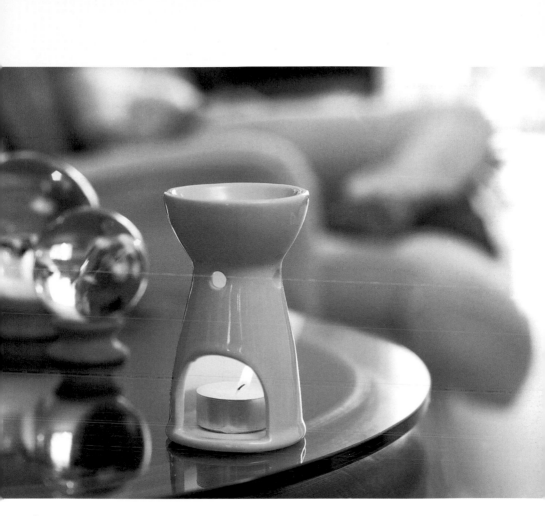

Cómo ayudan al bienestar los aceites

Cada aceite esencial tiene su propio componente químico que sustenta la vida de la planta. Los efectos benéficos de estos componentes para el cuerpo humano pueden ser, entre otros, sedantes, estimulantes, de alivio del dolor, de equilibrio de las hormonas o diuréticos.

Existen pruebas de que la inmunidad y resistencia a la enfermedad se relaciona con las actitudes y la conducta. Para muchas personas del mundo de hoy, la vida es un tiempo de caos, crisis y grandes oportunidades. Esto provoca estrés, ya sea constructivo o destructivo. Algunos estudios han demostrado que la depresión como estado psicológico no es suficiente por sí misma para suponer un sistema inmunológico debilitado. Sin embargo, la depresión de hecho desempeña una función, en el sentido de que entre más grave sea, mayor la probabilidad de que se encuentre un grado menor de respuesta inmunológica.

La aromaterapia se dirige a los aspectos físicos, mentales y espirituales de quienes necesitan cuidado. Percibe la salud como un estado positivo, no como la ausencia de enfermedad. Resalta el carácter único del individuo y la importancia de adaptar tratamientos que satisfagan las necesidades de cada persona. Cuando usted huele y disfruta del aroma del aceite esencial que está usando, pequeñísimas moléculas penetran en el cuerpo a través de la nariz y envían mensajes químicos al cerebro para levantar la mente y el espíritu.

CÓMO ABSORBE EL CUERPO LOS ACEITES ESENCIALES

El sistema olfativo

El olfato siempre ha sido uno de los sentidos humanos más importantes. Se utiliza para detectar la presencia de cosas vitales relacionadas con la supervivencia básica como los alimentos, los enemigos y el sexo opuesto.

Cuando se inhalan los aceites esenciales, las minúsculas moléculas van directamente a la parte alta de la nariz, en donde se sitúan las células receptoras del sistema olfativo. Cada célula receptora tiene pelos delgados, los *cilios*. Los cilios registran y transmiten la información sobre los aromas, mediante el bulbo olfativo, a estructuras en la profundidad del cerebro. Desde allí, se envían mensajes electromagnéticos a las secciones del cerebro asociadas con el olfato. Éstas desencadenan la liberación de neuroquímicos, que pueden tener efectos sedantes, relajantes, estimulantes o eufóricos. Las moléculas aromáticas también viajan por los conductos nasales hacia los pulmones, en donde se incorporan al flujo sanguíneo.

CORTE TRANSVERSAL
DEL SISTEMA OLFATIVO

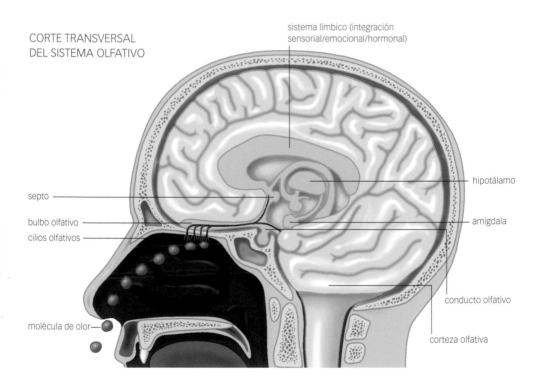

sistema límbico (integración sensorial/emocional/hormonal)

hipotálamo

septo

bulbo olfativo

cilios olfativos

amígdala

conducto olfativo

molécula de olor

corteza olfativa

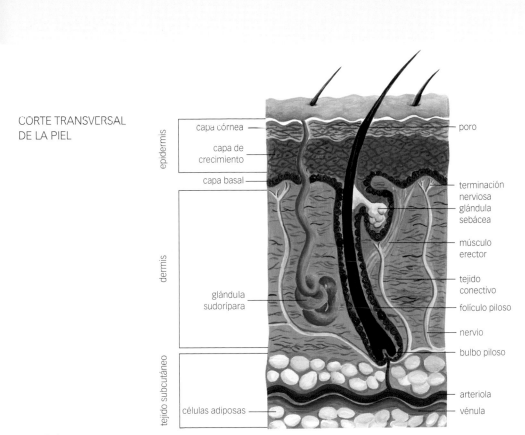

CORTE TRANSVERSAL DE LA PIEL

epidermis

dermis

tejido subcutáneo

capa córnea

capa de crecimiento

capa basal

glándula sudorípara

células adiposas

poro

terminación nerviosa

glándula sebácea

músculo erector

tejido conectivo

folículo piloso

nervio

bulbo piloso

arteriola

vénula

La piel

Cuando los aceites esenciales se aplican en la piel, ésta los absorbe y penetran hasta el flujo sanguíneo al pasar a través de las glándulas sudoríparas y los folículos pilosos. Los folículos pilosos contienen sebo, un líquido graso que ayuda a la absorción del aceite esencial. Desde aquí, los aceites se esparcen hacia el flujo sanguíneo y son transportados por la linfa y el fluido intersticial (un líquido que rodea todas las células) a otras partes del cuerpo.

CONSEJO PRÁCTICO

Un factor que contribuye a que los aceites esenciales penetren rápidamente en la piel es el calor corporal. Tome un baño tibio o use el masaje de fricción sobre el área en la que desee aplicar los aceites esenciales.

Los aceites esenciales se absorben en proporciones variables dentro del cuerpo. Los aceites esenciales de "notas altas" (*véase* página 23) entrarán en el cuerpo más rápidamente, porque contienen moléculas diminutas que llegan al sistema circulatorio media hora después de su aplicación. Los aceites esenciales más lentos en llegar al flujo sanguíneo son los de "notas base" (*véase* la página 23), ya que poseen una estructura molecular más grande y pesada. Una prueba clásica de la habilidad de la piel para absorber sustancias es frotar un diente de ajo sobre las plantas de los pies; el olor se detectará en el aliento en el transcurso de una hora.

PRECAUCIÓN Cuando la piel está lastimada o enferma, el porcentaje de absorción aumenta mucho. Esto significa que el riesgo de una reacción alérgica también se incrementa. Los aceites esenciales deben aplicarse siempre con precaución sobre la piel dañada.

MÉTODOS PARA SU UTILIZACIÓN

Las principales formas de usar los aceites esenciales son el masaje, el baño, la inhalación y la vaporización. Otros métodos empleados también incluyen tomar un sauna y aplicar compresas. Tal vez desee probar alguno de los métodos siguientes o todos antes de decidir cuál es mejor para usted. La elección del método depende asimismo de los motivos que tenga para utilizar determinado aceite o una mezcla de aceites.

Masaje

El masaje es una parte importante del tratamiento de aromaterapia. El tacto es un factor muy sensual y estimulante de la interacción humana. Cuando el tacto adopta la forma de un masaje hábil pero

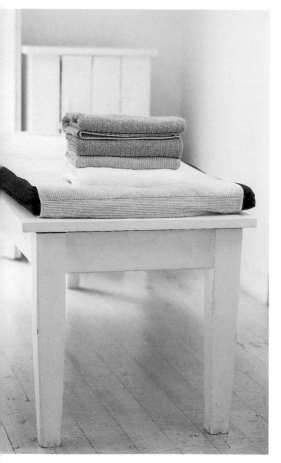

sensible, relaja y revitaliza un cuerpo enfermo o cansado. Es una manera de comunicar seguridad y una forma de autoestima. Cuando usted combina los aceites esenciales con el masaje, logra que la curación se incremente con el toque de manos sanadoras y el aroma de fragancias curativas. Esto en sí mismo ayudará a eliminar la depresión y a fomentar la curación del cuerpo. El masaje es una de las formas más efectivas de usar los aceites esenciales.

Combinación de aceites para masaje

Para el masaje, los aceites esenciales siempre se mezclan con aceites portadores elaborados en vegetales (*véanse* páginas 24-25). Nunca aplique directamente sobre la piel aceites esenciales sin mezclar. Recuerde elegir los aceites esenciales cuyo aroma le agrade.

- Para adultos, agregue hasta 6 gotas de aceite esencial a 15 ml de aceite portador vegetal. Utilice un solo aceite o bien una de las mezclas sinergéticas (*véase* página 23 y las mezclas que se recomiendan en todo el libro) que beneficiarán la afección particular que quiera tratar.
- Para hacer un aceite de masaje apropiado para niños menores de 12 años, agregue 2 gotas de aceite esencial a 20 ml de aceite portador vegetal.
- Para niños menores de 3 años, agregue una gota de aceite esencial a 50 ml de aceite de girasol orgánico. El aceite de girasol orgánico es mejor, porque otros aceites vegetales portadores provienen por lo general de nueces o semillas, y pueden ocasionar alergias a bebés y niños pequeños.

El baño

El baño es otra manera efectiva de utilizar aceites esenciales. Por lo general se emplean en un baño relajante (de inmersión), pero también pueden usarse mientras se toma una ducha o en un baño de pies o manos.

Tomar un baño

- Prepare un baño caliente; agregue de 4 a 6 gotas de su aceite esencial favorito, ya sea un solo aceite esencial o una mezcla sinergética (*véase* página 23).
- Si tiene piel seca o sensible, añada la mezcla sinergética a 10 ml de baño de espuma o de leche (se puede conseguir con los buenos proveedores de productos de aromaterapia), lo cual ayudará a dispersar el aceite esencial.
- Sumérjase en el baño durante por lo menos 10 minutos, permitiendo que los aceites esenciales penetren en el cuerpo y generen calma y relajación.

Baños para niños y bebés

- Para niños menores de 3 años, mezcle 1 gota de aceite esencial con 10 ml de leche sin fragancia. Ésta diluirá el aceite y no dejará ninguna gota en la superficie de la bañera, ya que puede ocasionar irritación a la piel joven y sensible.
- Para niños menores de 12 años, prepare un baño completo y mezcle 2 gotas de aceite esencial en 10 ml de baño de leche sin fragancia.

PRECAUCIÓN Evite que los ojos se salpiquen con el agua del baño.

Darse una ducha

Si prefiere darse una ducha, agregue 6 gotas de aceites esenciales o mezclas sinergéticas a 50 ml de gel para ducha sin fragancia y úselo de la manera habitual.

No añada aceites esenciales a duchas perfumadas o a preparaciones de baño comerciales, porque esto podría ocasionar una reacción en la piel. Las preparaciones de baño sin fragancia se adquieren con cualquier buen proveedor de productos de aromaterapia.

Baños de manos o pies

Mezcle 5 gotas de aceite esencial a 10 ml de baño de leche sin fragancia y añádalos a un recipiente con agua tibia. Deje manos o pies en remojo de 10 a 20 minutos.

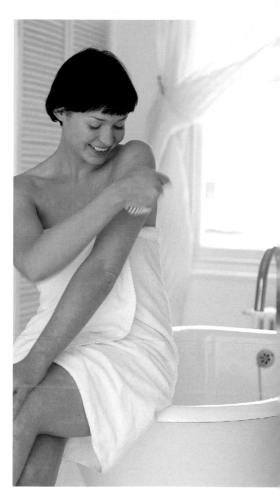

Utilización de aceites en un baño sauna

Mezcle 2 gotas de aceites esenciales con 600 ml de agua y viértalos de la manera habitual a la fuente de calor. No utilice más de 2 gotas de aceite esencial, ya que algunos de los aceites (en especial los de eucalipto y menta) provocan lagrimeo si las proporciones empleadas son excesivas.

PRECAUCIÓN No use ninguno de los aceites cítricos en un sauna si pasa directamente de éste a una cama solar. Los aceites cítricos son fototóxicos, lo cual significa que ocasionarán que la piel se ampolle o se queme.

Inhalación de vapor

Una forma simple de inhalar los aceites es colocar 1 o 2 gotas de aceite esencial puro en un pañuelo o pedazo de tela e inhalar cuando se requiera.

La inhalación de vapor, en la cual los vapores se respiran por la nariz, es muy útil para aliviar resfriados, dolores de cabeza, congestión y catarro. Para lograr una inhalación efectiva y segura, siga estas instrucciones.

- Coloque entre 600 ml y 1 litro de agua tibia en un tazón.
- Añada de 2 a 6 gotas de aceites esenciales (utilice un solo aceite o una mezcla sinergética).
- Coloque su cabeza a 20 cm del tazón y cúbrala con una toalla, cierre los ojos y durante un minuto inhale los vapores por la nariz.
- No coloque el rostro demasiado cerca del vapor, ya que podría quemar su piel.
- Repita la inhalación varias veces al día de ser necesario.

Si prefiere, emplee los aceites esenciales con un vaporizador facial en vez de un tazón. Debe agregar de 2 a 6 gotas de aceites esenciales e inhalar durante alrededor de un minuto.

PRECAUCIÓN No utilice el método de inhalación ni aplique pequeños toques de aceites esenciales sobre la piel o ropa de bebés o niños pequeños. Los aceites son demasiado fuertes y pueden causar una reacción grave.

Vaporización

Hay varias maneras de vaporizar aceites esenciales para crear una atmósfera perfumada en una habitación.

Quemadores de aceites esenciales

Por lo general, éstos consisten en una olla de cerámica o metal con un pequeño depósito o contenedor en la parte superior. El pequeño depósito es para retener el agua; esto ayuda a evitar que la olla se sobrecaliente. Se enciende una veladora y se coloca dentro del quemador. Rocíe hasta 10 gotas de aceite esencial en el agua. El calor de la flama evapora el aroma de los aceites esenciales en el aire. No coloque aceite portador en el depósito porque el aceite se calentará y ocasionará una quemadura grave si se derrama.

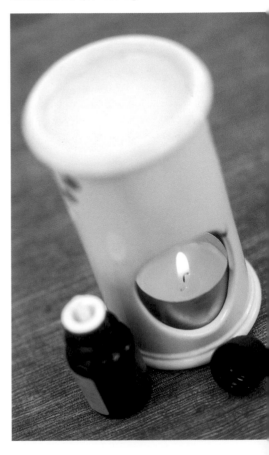

Difusores

Se trata de aparatos eléctricos diseñados especialmente para la seguridad y el uso de aceites esenciales. Se pueden agregar hasta 12 gotas de aceites esenciales a estos difusores y cuando se encienden y operan no se sobrecalientan.

Si desea aromatizar una habitación de niños pequeños o ancianos, siempre use un difusor en vez de una olla de cerámica o metal.

Humidificadores

Un platito con agua con hasta 12 gotas de aceite esencial colocado en la parte superior de un radiador actuará simultáneamente como vaporizador y humidificador.

Atomizadores ambientales

Llene un rociador con 300 ml de agua tibia y agregue hasta 10 gotas de un solo aceite esencial o una mezcla sinergética (*véase* página 22). Agítelo antes de usar.

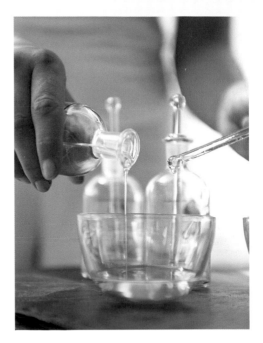

Perfume

Mezcle un aceite portador con una mezcla sinergética (como se indica para un malestar específico o una habitación en particular, *véanse* páginas 54-89). Vierta la mezcla en un frasco y utilícela como lo haría con un perfume normal.

Utilización de compresas

Una compresa es un pedazo de tela o una almohadilla de gasa, normalmente humedecida con agua fría o caliente, que se presiona con firmeza contra una parte del cuerpo para aliviar una molestia. Como se aplica sólo en una pequeña área o parte del cuerpo, es posible usar una mezcla más fuerte.

Para adultos, pueden mezclarse hasta 10 gotas de aceite esencial con 20 ml de aceite portador vegetal para el masaje.

- Masajee suavemente la parte del cuerpo que está causando molestia o dolor con la mezcla de aceite para masaje.
- Coloque una compresa fría o tibia sobre el área masajeada y déjela durante 30 minutos. Utilice una compresa caliente para dolores y malestares, y prefiera una fría en caso de inflamación, fiebre y torceduras.

COMBINACIÓN DE ACEITES ESENCIALES

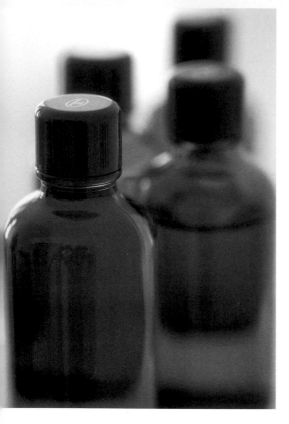

Mezclas sinergéticas

Cuando se combinan los aceites esenciales, de hecho funcionan mejor que si se usaran por separado; por ejemplo, cuando la lavanda se mezcla con la manzanilla, se intensifica la acción antinflamatoria de la manzanilla. Se trata de una "sinergia" cuando los aceites combinados funcionan armoniosamente de manera conjunta. Para crear una sinergia poderosa, se debe considerar no sólo el síntoma que se va a tratar sino también la causa implícita del problema.

En el resto del libro se proporcionan guías sobre mezclas sinergéticas para condiciones y situaciones específicas. Los aceites esenciales elegidos mejorarán la enfermedad que se va a tratar con éstos. Cada padecimiento individual es único y se necesitará descubrir qué mezclas y aceites esenciales funcionan mejor para cada quién. Utilice las combinaciones sinergéticas como una guía para su mezcla, pero también olfatee y pruebe los demás aceites esenciales citados en la sección "Otros aceites esenciales útiles" para cada dolencia, porque tal vez halle el que le acomode mejor.

Los aceites esenciales son muy poderosos, así que por favor tenga cuidado de respetar las cantidades indicadas. Si la mezcla establece 2 gotas de menta, no se sienta tentado a añadir 3 o 4 gotas adicionales creyendo que funcionará mejor, ya que no lo logrará y quizá sólo sirva para irritar la piel. Sin embargo, tal vez desee utilizar cantidades menores de las que se indican porque algunas veces una mezcla más diluida llega a ser igual de efectiva.

Dentro de la industria del perfume, a la persona responsable de crear perfumes se le conoce como *nariz*. Este perfumista muy importante debe conocer varios miles de productos y esencias diferentes para crear un perfume en particular. Después de trabajar con una serie de combinaciones distintas, el perfumista intenta crear una fragancia agradable y bien balanceada.

La mayoría de las personas no se convertirá en *nariz* entrenada, pero cada quien sabe qué aromas le gustan. La siguiente sección le permitirá lograr una mezcla de diferentes aceites esenciales de manera sencilla y comprensible.

Notas altas, intermedias y bajas

Cuando abre un frasco de aceite esencial, el primer aroma que le llega consiste en moléculas "de notas altas". Después de unos segundos, las moléculas más pesadas comienzan a evaporarse y usted comienza a oler el aroma completo del aceite esencial, incluidas las notas "intermedias" y las "notas base". Ésta es la razón por la cual, cuando huele el perfume del aceite, su primera reacción tal vez sea positiva, pero después de un tiempo cambia de opinión. Las moléculas más pesadas que escapan del frasco en una etapa posterior son las que usted rechaza. Es preferible verter un poco del aceite en un pañuelo o tira de prueba, porque esto le brindará el aroma completo cuando lo huela.

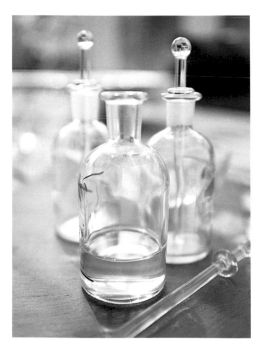

- Las **notas altas** llegan primero. No duran mucho, pero son muy importantes porque dan la primera impresión de la mezcla. Son nítidas, penetrantes, volátiles, extremas y pueden ser frías o calientes, pero nunca tibias.
- Las **notas intermedias** dan cuerpo a sus mezclas, suavizan los contornos agudos y redondean las aristas. A menudo son cálidas, torneadas, suaves y dulces. Las notas intermedias forman por lo general la mayor parte de la mezcla.
- Las **notas base** son las que fijan el perfume, profundizan su mezcla y la llevan a la piel, arraigándose y perdurando en ella. Cuando se huelen del frasco, las notas base parecen muy débiles, pero cuando se aplican en la piel reaccionan intensamente y liberan su poder.

Aceites portadores

Los aceites esenciales son sustancias concentradas muy poderosas que nunca deben aplicarse directamente sobre la piel porque pueden provocar una reacción adversa. Un aceite *portador* o *aceite base* es un aceite vegetal inodoro, como el aceite de girasol, que se utiliza como medio base al que se le agregan unas pocas gotas de aceite esencial antes de usarse. Sólo en ocasiones se utilizan los aceites esenciales sin estar diluidos, ya sea en agua o en un aceite portador. Su piel se beneficiará si utiliza aceites vegetales prensados en frío como portadores, porque éstos son ricos en vitaminas B y E.

Los siguientes aceites portadores se encuentran con más frecuencia (*véase* también el *Catálogo de aceites portadores* en las páginas 120-124) y pueden emplearse con o sin los aceites esenciales para el masaje corporal. Por lo general son de color pálido, no muy espesos y tienen muy poco aroma.

- Almendras dulces
- Semilla de chabacano
- Semilla de uva
- Semilla de durazno
- Girasol

Aceites portadores muy viscosos

Algunos aceites vegetales tienden a ser más viscosos y pesados que los aceites portadores y pueden ser muy caros. Debido a la riqueza de estos aceites, se consideran demasiado pesados para usarse solos. Por lo tanto, no más de 25% de uno de los siguientes aceites más viscosos debería añadirse a los aceites portadores. Esto dará un portador enriquecido para diferentes afecciones de la piel, lo que hace que ésta sea una mezcla individual ideal.

- Aguacate
- Onagra (prímula, hierba del asno)
- Jojoba
- Semilla de neem
- Rosa silvestre
- Germen de trigo (puede causar reacciones alérgicas en algunas personas)

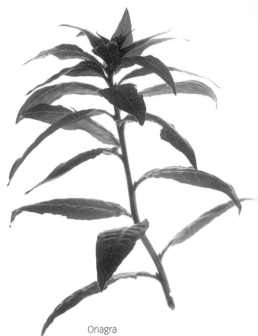

Onagra
Oenothera biennis

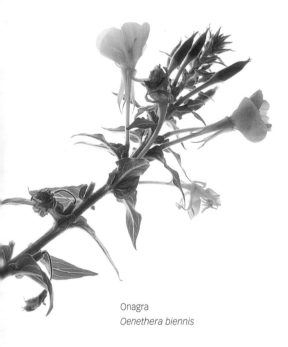

Onagra
Oenethera biennis

Aceites vegetales prensados en frío

En los procesos de prensado "fríos", se evita el calor excesivo para minimizar cambios en las características naturales del aceite. Hay dos métodos de prensado en frío. En uno, la materia prima (semillas, nueces o huesos) simplemente se aprieta con una prensa hidráulica y el aceite se exprime. Este proceso sólo se utiliza para semillas aceitosas suaves y materiales de plantas, como la oliva, el ajonjolí y el girasol.

Las semillas o nueces más duras requieren más fuerza. Las nueces o huesos se colocan en una prensa horizontal con una "tuerca" enorme. Conforme ésta gira, se extrae el aceite y gotea en una pileta en la parte de abajo. El primer aceite que se recolecta se conoce como *prensado virgen* (el aceite de oliva se encuentra comercialmente en prensados vírgenes y segundos prensados). Se genera calor natural conforme la presión aumenta para obtener más aceite, pero se mantiene una vigilancia cuidadosa para verificar que no llegue a los 70 u 80°C. Si alcanza una temperatura superior, el aceite no se clasifica como prensado en frío. Después de haber sido prensado, el aceite se filtra en telas de algodón sucesivas y, por último, a través de un filtro de papel. El aceite que se obtiene así es claro (el aguacate es una excepción porque normalmente es oscuro, en especial en condiciones frías) y conserva su sabor y propiedades nutricionales intactas.

Aceites macerados

Los aceites portadores macerados tienen propiedades adicionales debido a la forma en que se producen (*véase* la página 10). Use hasta 25% de aceite macerado cuando lo mezcle con un aceite portador básico.

Mezclas con aceites portadores

Los aceites portadores son nutritivos, curativos y calmantes para la piel. Cuando los mezcle para ciertas dolencias y afecciones, consulte el *Catálogo de aceites portadores* (*véanse* páginas 120-124) y mezcle una selección de éstos con sus aceites esenciales). Pronto notará una diferencia en el estado de su piel. Se recomiendan las siguientes mezclas:

- Piel madura: semilla de chabacano, zanahoria y rosa silvestre.
- Piel seca: almendras dulces, aguacate y germen de trigo.
- Piel grasosa: jojoba y hierba de San Juan.

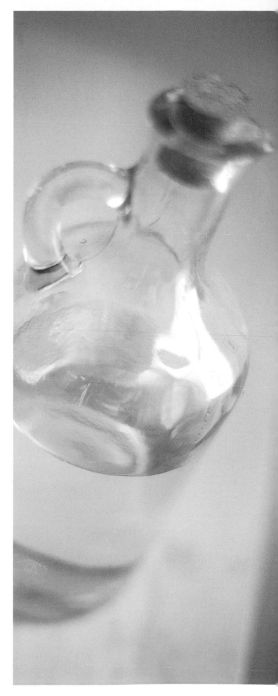

MASAJE

Los seres humanos son criaturas muy sensibles y táctiles.
Cuando nos lastimamos, frotamos el área para que mejore y
se mitigue el dolor. Aliviamos a quienes están molestos con
un abrazo. En este sentido, las palmaditas y caricias pueden
ser tan importantes para nuestra salud como la comida y la
limpieza. El masaje es una forma consciente y avanzada de
la habilidad instintiva e innata de ofrecer curación a través
de las manos.

Un buen masaje relaja y revitaliza un cuerpo enfermo
o cansado y también comunica calidez, seguridad y un
sentimiento de autoestima. En aromaterapia, los efectos
relajantes del masaje en combinación con las propiedades
benéficas de los aceites esenciales fomentan el bienestar del
cuerpo, la mente y el espíritu.

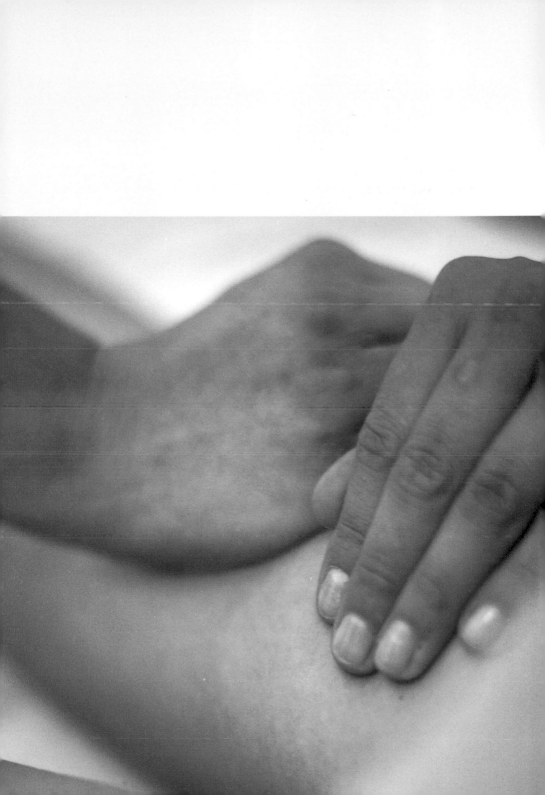

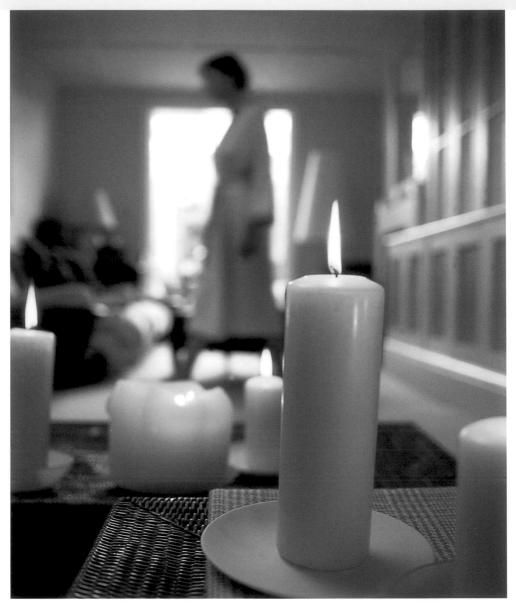

Para que el masaje sea realmente benéfico, tanto el masajista o "dador" como el "receptor" necesitan tener el ánimo adecuado. Si el que lo aplica ha tenido un día difícil, algunas veces el estrés resultante se transmite al receptor. Para beneficiarse por completo del masaje, el receptor debe aprender a recibir el masaje de forma pasiva. Si ambos constantemente platican y juguetean, les será difícil cosechar las recompensas del masaje. Así que antes de comenzar, tengan la certeza de estar relajados y asuman una actitud positiva.

El área de masaje

Escoja una habitación apacible con un ambiente relajante. El entorno debe ser cálido y atractivo. Los colores chillones, el desorden y el ruido harán que el cuarto se perciba irritante y claustrofóbico y construirán una barrera que evitará el desarrollo de una atmósfera de curación. Los colores neutros o los tonos pastel son conductores de relajación y curación. Para crear una habitación tranquila, luces suaves, flores frescas y un tazón de frutas o cristales alimentarán todos los sentidos. Levante el espíritu del lugar con música relajante, a bajo volumen, de modo que sólo se escuche como fondo.

Si no tiene una mesa de masaje o una mesa firme de madera, tendrá que trabajar al nivel del piso. Esto no siempre es algo bueno para el masajista, porque puede lastimarse las rodillas y la espalda. Sin embargo, el receptor se beneficia, puesto que es más fácil para el masajista aplicar presión usando su propio peso corporal. Nunca dé masaje a una persona sobre la cama, porque la superficie es demasiado suave y no podrá presionar bien.

Necesitará algunas frazadas, o tal vez un edredón doblado cubierto con toallas, para proporcionar el sostén cómodo y necesario para quien recibe el masaje. Cuando use toallas, escoja una toalla grande de baño, porque así el receptor no se resfriará ni tendrá escalofríos durante el masaje. Cuando proporcione el masaje, sólo exponga el área que está masajeando y mantenga el resto del cuerpo cubierto.

PRECAUCIÓN Nunca dé masaje (sin pedir antes una recomendación médica) a una persona que tenga alguno de los padecimientos siguientes:

- fiebre o infección
- cirugía reciente o fractura
- alta o baja presión sanguínea
- diabetes
- un padecimiento grave como enfermedad del corazón o cáncer
- embarazo
- várices
- epilepsia
- articulaciones inflamadas asociadas con artritis y padecimientos reumáticos.

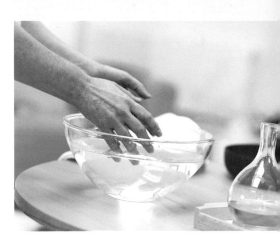

OBJETIVOS Y VENTAJAS DEL MASAJE

- Incrementar o disminuir el nivel de energía del cuerpo.
- Incrementar la circulación de fluidos linfáticos para aumentar la liberación de toxinas.
- Romper los depósitos de desechos en músculos adoloridos o cansados.
- Tonificar músculos débiles o poco trabajados.
- Ayudar con los sentimientos reprimidos.
- Estimular una buena postura.

Un terapeuta profesional nunca deja el cuerpo completamente descubierto, no sólo por razones de temperatura y pudor, sino también debido a que puede provocar que la persona se sienta vulnerable.

Preparación de aceites

Prepare una mezcla sinergética de aceites esenciales, elija la que sea apropiada para la enfermedad o estado emocional del receptor (*véanse* páginas 54-100). Necesitará cerca de 20 ml para realizar un masaje de cuerpo completo. Si su intención es masajear sólo una parte del cuerpo —la cara, la espalda o los pies, por ejemplo— entonces no se necesitan más de 10 ml de aceite. Nunca vierta el aceite directamente sobre el cuerpo. Asegúrese de que sus manos estén tibias y ponga una pequeña cantidad en su palma. Luego frote sus manos antes de aplicarlo en el cuerpo del receptor.

TÉCNICAS BÁSICAS

La secuencia de masaje descrita en las páginas 30-47 es una versión modificada de un masaje de aromaterapia profesional. Está basada en cuatro movimientos básicos de masaje.

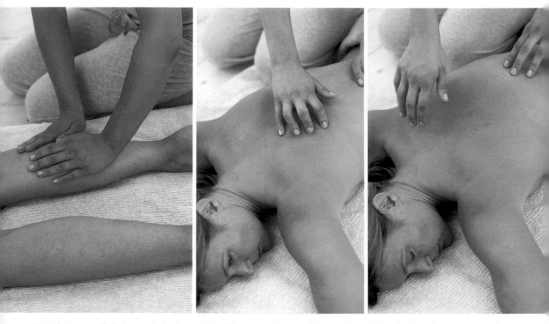

Masaje superficial: movimientos alargados y suaves, utilizando toda la superficie de la mano.

Fricción: se aplica presión con la base del pulgar o los dedos y luego se aplican en pequeños círculos sobre determinada área.

Masaje de pluma: toquecitos pequeños y ligeros con la yema de los dedos; los dedos se mueven suavemente uno detrás de otro en un movimiento continuo, y hay que retirarlos después de dar caricias en un diámetro de 5 cm.

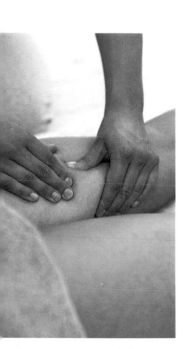

Amasado: es un movimiento en el que las manos trabajan juntas picando suavemente y apretando una parte carnosa del músculo (una acción similar a amasar el pan).

(La percusión, que es una forma de cortar, golpear o ahuecar la mano en forma de cuchara, muy pocas veces se utiliza en el masaje de aromaterapia. Estos tipos de movimientos se emplean comúnmente en masajes deportivos o terapéuticos).

Automasaje

Cuando nadie esté disponible para darle un masaje, intente el automasaje. Para aliviar la congestión, como la de tobillos hinchados, utilice los movimientos de la técnica de masaje superficial con la palma de la mano sobre el área afectada. Para áreas doloridas y contracturas como hombros tensos, utilice las yemas de los dedos para aplicar presión circular.

ALGUNAS CONSIDERACIONES

Es importante recordar los aspectos siguientes cuando dé un masaje:

■ Nunca vierta el aceite directamente sobre el cuerpo del receptor. Asegúrese de que sus manos están tibias, vacíe una pequeña cantidad en la palma de la mano y frote sus manos antes de aplicarlo.

■ La presión que se utiliza para el masaje de aromaterapia es firme pero con movimientos ligeros. Debe sentir el músculo bajo sus manos y el receptor no querrá sentir que es maltratado o que se le hacen cosquillas.

■ Cuando dé masaje, trate de mantenerse en contacto con el cuerpo del receptor a lo largo del masaje, incluso cuando necesite aplicar más aceite. El masaje debe sentirse como un movimiento continuo y fluido. Romper contacto a medio flujo será desconcertante para el receptor.

■ Nunca aplique presión intensa sobre la columna y las áreas óseas del cuerpo, como las rodillas y la clavícula.

■ Sea firme sobre áreas más grandes del músculo, como los costados de la columna o los glúteos.

■ En general los movimientos para el masaje de aromaterapia son lentos, profundos y calmantes, y tienden a relajar o estimular de acuerdo con el estado del receptor. Recibir un masaje de aromaterapia tiene un efecto equilibrante sobre el cuerpo y la mente.

■ Cuando dé un masaje, trate de trabajar con todo su cuerpo y no sólo con las manos y los brazos. Por ejemplo, cuando proporcione caricias largas y suaves sobre la parte de atrás de las piernas, inclínese en dirección del movimiento, usando su peso corporal en vez de sólo los músculos de los brazos y hombros. Entre más relajados y fluidos sean sus movimientos, el receptor se relajará más y se sentirá más a gusto.

■ La clave para trabajar con todo su cuerpo es estar consciente de su propia respiración. Respire de forma lenta y profunda cuando dé masaje y esto transmitirá una sensación de relajación al receptor.

■ La sensibilidad combinada con el placer de darlo provocará que su masaje sea recordado. No necesita ser un masajista profesional para dar un masaje gratificante. La buena voluntad que acompaña al tacto es la que produce la diferencia.

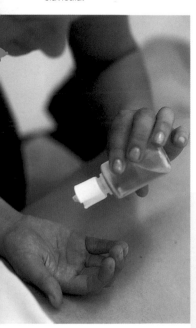

LA SECUENCIA DE MASAJE

Ahora debe estar listo para ejecutar una secuencia de masaje de cuerpo completo (*véanse* páginas 34-47), comenzando con la espalda y terminando con la cara y el cuero cabelludo.

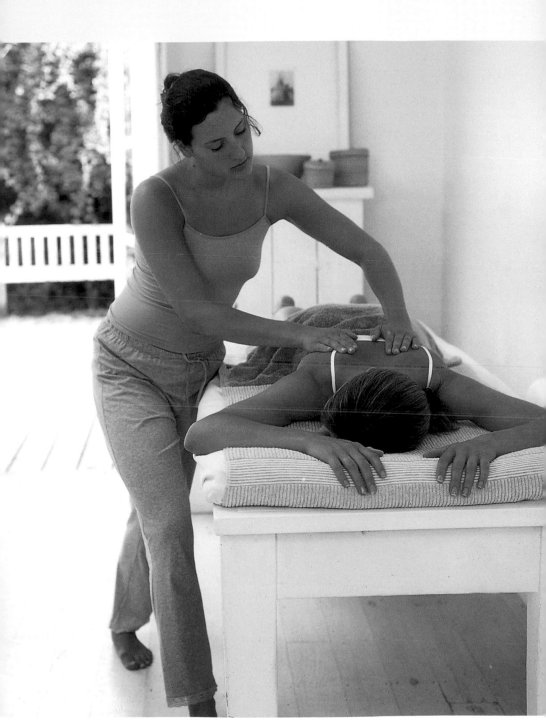

ESPALDA

Preparación

- Acueste al receptor boca abajo. La cabeza debe mirar hacia un lado y los brazos, relajados al lado del cuerpo. Algunas personas se sienten más cómodas con una toalla enrollada o una almohada bajo sus tobillos (*véase* abajo). Esto quita presión a la parte baja de la espalda.

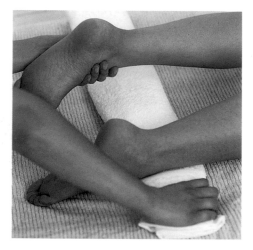

- Cúbralo del cuello a los pies con dos toallas de baño grandes. Si utiliza una mesa de masaje, colóquese con los pies ligeramente separados de modo que pueda inclinarse hasta las rodillas y que por consiguiente sea capaz de agacharse cuando realice los masajes ligeros. Si trabaja en el piso, separe ligeramente las rodillas.
- Antes de aceitar sus manos, colóquelas con suavidad sobre los hombros y la cadera del receptor. Pídale que respire profundamente, y luego respiren juntos durante algunos segundos. Esas acciones los calmarán a los dos y permitirán que el receptor se relaje y se acostumbre a su tacto.
- Caliente y aceite sus manos. Baje la toalla para dejar expuesta la mitad del pliegue de los glúteos. Aplique el aceite en toda la espalda, con movimientos ligeros y firmes, ascendentes y continuos. Repita cuatro veces cada uno de los movimientos siguientes.

Los movimientos

1 Comenzando en la base de la espalda, coloque sus manos en cualquiera de los lados de la columna con los dedos bastante juntos pero relajados y en dirección de la cabeza. Frote con las manos la espalda en cualquier costado de la columna, inclinándose hasta que llegue al cuello. Abra las manos en abanico con firmeza alrededor de los hombros y luego deslícelas hacia abajo hasta casi tocar la mesa o el piso. Cuando alcance la base de la columna y el área de los glúteos, empuje hacia arriba suavemente y regrese a la posición inicial.

2 Comenzando con las manos sobre la parte baja de la espalda, frote firmemente hacia arriba y cuando llegue a los hombros, coloque una mano sobre la otra. Con los dedos apuntando a la cabeza, frote haciendo un ocho sobre cada omóplato.

3 Abra las manos y descanse las yemas de los dedos sobre cada uno de los hombros. Con la base del pulgar, aplique fricción circular profunda entre los omóplatos. Tal vez se tope con áreas de pequeños nódulos bajo la piel, que son ocasionados por fibras musculares contracturadas y acumulación de grasa. Continúe trabajando en esta área hasta que haya mitigado cualquier tensión. Algunas veces el receptor experimentará "dolor terapéutico", una sensación débil que producirá un gemido de alivio. Si se trata de un grito de dolor, esto puede significar que el músculo se ha contraído más para defenderse; cuando esto ocurra, libere la presión de inmediato. ▶

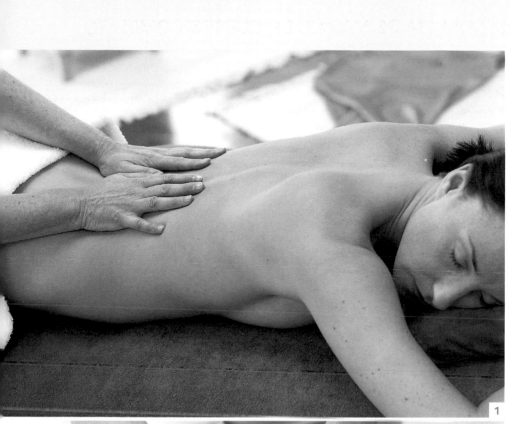

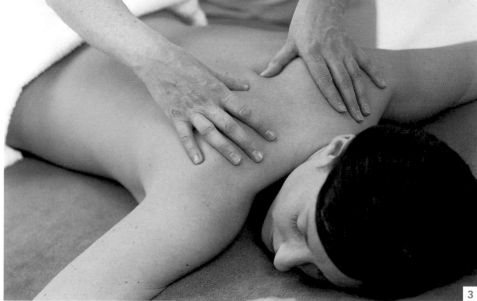

4 Retire los dedos de los hombros del receptor y suavemente frote hacia abajo por el costado del cuerpo hasta la base de la espalda, en donde debe comenzar el frotamiento de espalda, como en el movimiento 1.

5 Cuando alcance la base de la columna, coloque sus pulgares al nivel de la cintura a ambos lados de la columna vertebral. Relaje los dedos sobre uno de los costados de la cintura y con la base de su pulgar haga círculos profundos de fricción, de 2.5 cm de diámetro, moviéndose hacia el costado del cuerpo hasta la mesa o piso. Extienda los dedos hacia atrás hasta la base de la columna y coloque el pulgar en cada lado de la columna vertebral, 2.5 cm más abajo de la posición previa. Continúe los movimientos de fricción circular profunda sobre la parte baja de la espalda y el área de los glúteos hacia el costado. Siga con cuatro o cinco líneas que cubran toda la cintura, el área pélvica y el área de los glúteos.

6 Coloque ambas manos, usando la palma en la cintura y la cadera. Abra los dedos en abanico hacia cada costado del cuerpo, dejando que los pulgares apunten hacia la cabeza. Aplique presión con toda la palma de la mano y deslícela sobre la cintura y el área de los glúteos hacia el costado. Deje que las manos y los dedos se relajen sobre la mesa de masaje, abra la mano y regrese a la cintura y la parte baja de la espalda para repetir el movimiento.

7 Masajee suavemente toda la espalda, como en el movimiento 1.

8 Para concluir el masaje de la espalda, después de repetir el frotamiento regrese a la base del cuello, usando ligeros toquecitos como de plumas de 2.5 cm con las yemas de los dedos y suavemente baje por la columna hasta la base de la espalda.

9 Cubra toda la espalda con la toalla y mantenga tibio al receptor.

Masaje linfático

Éste es un masaje efectivo para mejorar el drenaje linfático y ayuda a aliviar los edemas (retención de líquidos en los tejidos).

Frote el cuerpo lentamente con toda la mano, ejerciendo poca presión. El peso de la mano ejerce suficiente presión para mover la linfa a través de los vasos superficiales. La dirección del masaje siempre es hacia los ganglios linfáticos más cercanos.

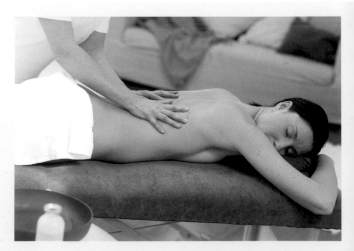

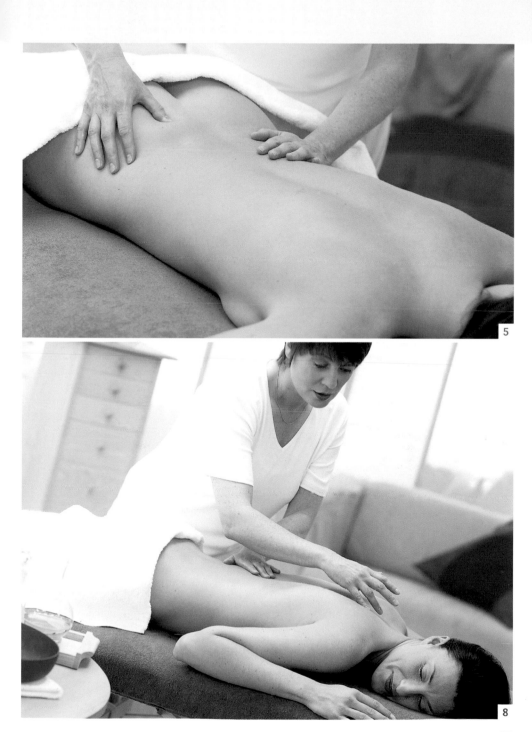

5

8

PIERNAS Y PIES

Cara posterior de la pierna

Aceite sus manos y dé masaje a las piernas. Coloque la toalla sobre la pierna derecha para mantenerla tibia. Repita cada uno de los siguientes movimientos cuatro veces.

1 Trabajando sobre la pierna izquierda, comience con los pies. Deje descansar las manos sobre la base de la pierna; luego muévalas juntas, frote con firmeza la pierna desde el tobillo, ligeramente sobre la parte de atrás de la rodilla y hacia la parte superior de la pierna. Manteniendo contacto con la pierna, relaje las manos y deslícelas con suavidad otra vez hacia abajo de la pierna hasta los pies, para comenzar el movimiento de nuevo.

2 Coloque los dedos bajo el pie izquierdo y levante el pie en posición vertical. Apoye el pie con una mano y frote desde el tobillo hasta la rodilla, presionando con firmeza con toda la palma de la mano. Termine el movimiento en el tobillo, bajando la pierna con suavidad.

3 Complete el masaje de la pierna izquierda frotando toda la pierna, como en el movimiento 1.

4 Cubra la pierna izquierda para mantenerla tibia y repita la secuencia de arriba en la pierna derecha.

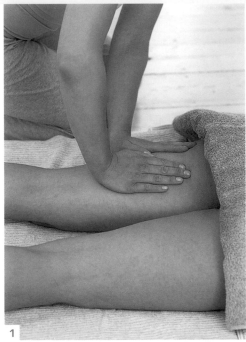

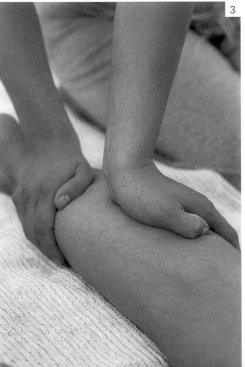

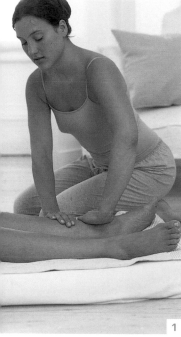

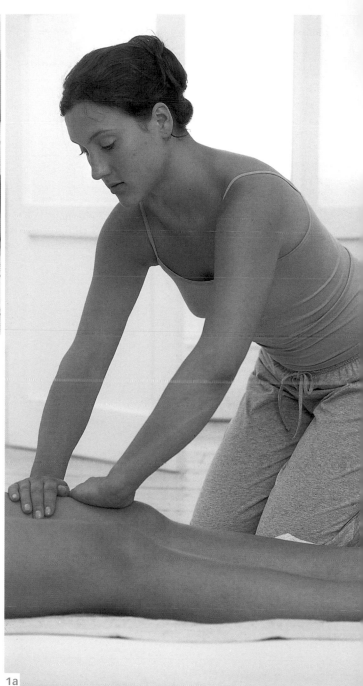

1

Cara anterior de la pierna

Acueste al receptor boca arriba,
con un cojín o una toalla enrollada
bajo las rodillas para evitar cualquier
tensión en la región baja de la
espalda. Aceite sus manos y dé
masaje en las piernas, incluidos los
pies. Coloque la toalla sobre la pierna
derecha para mantenerla tibia.

1 Coloque las palmas de sus manos
en direcciones opuestas, con los
dedos relajados sobre cada lado del
pie izquierdo del receptor. Frote toda
la pierna. Cuando llegue a la parte
superior de la pierna (*véase* 1a) abra
las manos en abanico y deslícelas
suavemente hacia abajo en cada
lado de la pierna hasta llegar al pie.
Repita cada uno de los siguientes
movimientos cuatro veces.

▶ 1a

2 Deslice las manos hasta la rodilla, y coloque su mano izquierda sobre la parte interior del muslo, bajo la rodilla. Usando el frotamiento diagonal, alterne las manos y levante el muslo interior y pase la mano hacia afuera. Comience en la rodilla y termine en la parte superior de la pierna.

3 Coloque la mano izquierda bajo la rótula y, con la palma de la mano derecha, frote el exterior del muslo. Pase la mano con fuertes movimientos de barrido sobre la parte externa del muslo.

4 Complete el masaje repitiendo el movimiento 1. Cubra la pierna izquierda para mantenerla tibia y repita la secuencia de arriba en la pierna derecha.

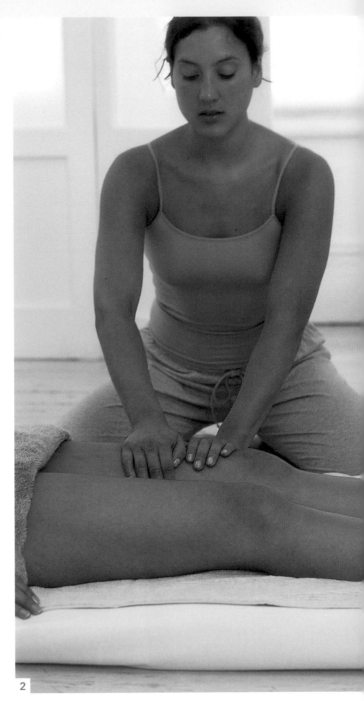

2

Pies

Cubra la pierna y el pie derechos con la toalla para que se mantengan tibios. Repita cuatro veces cada uno de los siguientes movimientos:

1 Dé masaje y haga círculos con las yemas de los dedos alrededor del tobillo izquierdo.

2 Deslice la mano hacia los dedos de los pies y con movimientos circulares del pulgar, dé masaje entre los huesos pequeños del empeine sobre el pie hasta el tobillo.

3 Sostenga el pie con ambas manos; los dedos deben estar sobre la parte superior del pie y los pulgares en la planta del pie y haga un movimiento de tijera con los dos pulgares hacia arriba, detrás de la planta del pie.

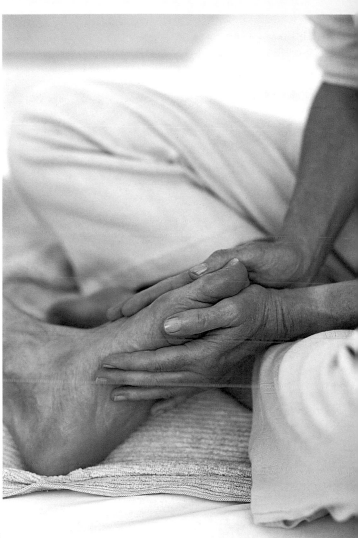

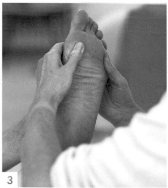

3

4

4 Para completar el masaje del pie izquierdo, inserte suavemente el pie entre las manos y deslícelas hacia arriba lentamente hasta la parte superior del pie, retirándolas en las puntas de los dedos.

5 Cubra la pierna izquierda, recordando mantener tibio el pie, y repita la secuencia anterior en el pie derecho.

BRAZOS

Aceite sus manos y dé masaje sobre toda la mano y el brazo izquierdo. Repita cuatro veces cada uno de los siguientes movimientos.

1 Con la mano izquierda, sostenga la mano izquierda del receptor. Con la mano derecha, usando la parte plana de la palma, frote desde la muñeca a lo largo de todo el brazo izquierdo, hasta la parte superior del hombro. Relaje suavemente los dedos y regrese a la muñeca.

2 Repita el movimiento 1, deteniéndose en el codo. Levante la mano del receptor y descánsela sobre el hombro opuesto. Mientras sostiene el codo, frote con la mano derecha desde el codo hasta el hombro. Termine el movimiento deteniéndose en el codo y permitiendo que la mano del receptor se relaje por su lado izquierdo.

3 Complete el masaje del brazo repitiendo el movimiento 1.

4 Cubra el brazo izquierdo con una toalla para que se mantenga tibio y repita la secuencia anterior en el brazo derecho.

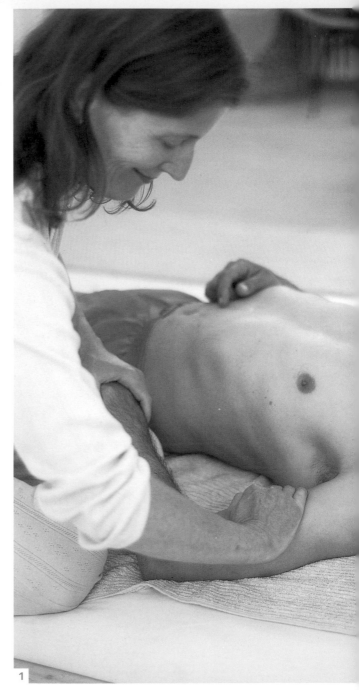

1

PECHO Y CUELLO

Colocándose a la altura de la cabeza del receptor, dé masaje con el aceite sobre el pecho, bajo los hombros, dirigiéndose hacia la parte de atrás del cuello hasta la línea del cabello. Recoja en la espalda el cabello del receptor si es necesario. Repita la secuencia cuatro veces.

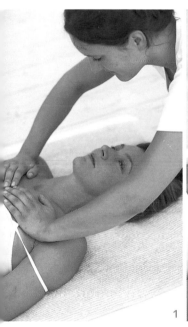

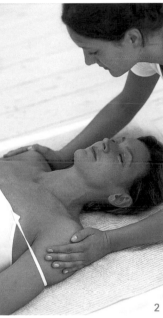

1

2

3

1 Coloque las palmas de las manos hacia abajo con los dedos apuntando hacia los pies del receptor. Frote suavemente sus manos alejando una de la otra hacia los hombros.

2 Continúe el movimiento pasando las manos detrás de los hombros hacia la parte trasera del cuello.

3 Con una ligera presión, arrastre sus manos hacia la parte de atrás del cuello del receptor y suavemente empújelas hacia la línea del cabello.

4 Relaje los dedos y regréselos hacia la parte superior del pecho.

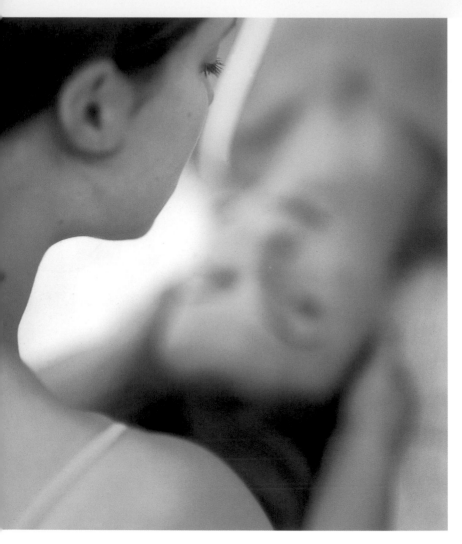

CARA

Es importante masajear en forma firme y confiada cuando se trate de la cara. Este masaje facial ayudará a aliviar la tensión y los dolores de cabeza. El masaje también aumentará la circulación, que a su vez incrementará el color de la piel y le dará un brillo saludable. Aceite sus manos y permanezca a la altura de la cabeza del receptor. Repita cuatro veces cada uno de los siguientes movimientos.

1 Comenzando con la parte superior del pecho y alternando las manos, arrástrelas suavemente desde el hombro hasta la mandíbula empezando por el lado izquierdo de la mandíbula y terminando en el lado derecho.

2 Termine este movimiento cuando su mano derecha se tope con la mandíbula en el lado derecho de la cara. Su mano izquierda ahora está lista para cubrir la mandíbula y pasarse hasta el lado opuesto de la cara. Repita con la mano derecha para cubrir la mandíbula y pasar hasta el lado izquierdo de la cara. Hágalo otra vez, pasando la mano de izquierda a derecha varias veces.

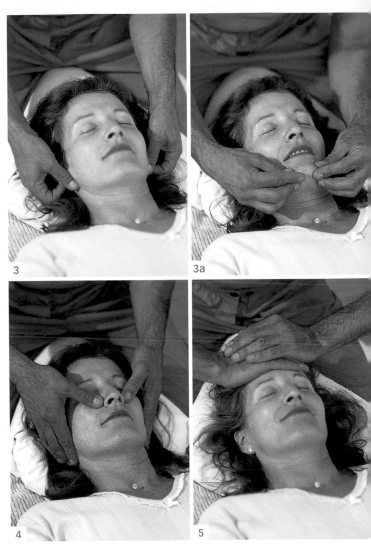

3

3a

4

5

3 Para empezar el siguiente movimiento, termine con las yemas de los dedos de ambas manos en cada borde de la mandíbula y haga que los dedos descansen apenas bajo el lóbulo de la oreja. Arrastre los dedos hasta el mentón, siguiendo la línea de la mandíbula (*véase* 3a). Lleve los dedos a los costados de la nariz, después cerca del hueso de la mejilla, hasta formar un triángulo sobre las mejillas.

4 Continúe llevando los dedos desde el mentón hasta la nariz. Pase la mano por la nariz y continúe hasta la frente.

5 Roce la frente alternando las palmas de las manos, moviendo del lado derecho al izquierdo de la frente.

6 Termine con movimientos circulares alrededor de los ojos utilizando el dedo anular.

7 Para concluir el masaje facial, coloque suavemente los dorsos de la mano sobre los ojos con los dedos extendiéndose hacia abajo. Sostenga 10 segundos.

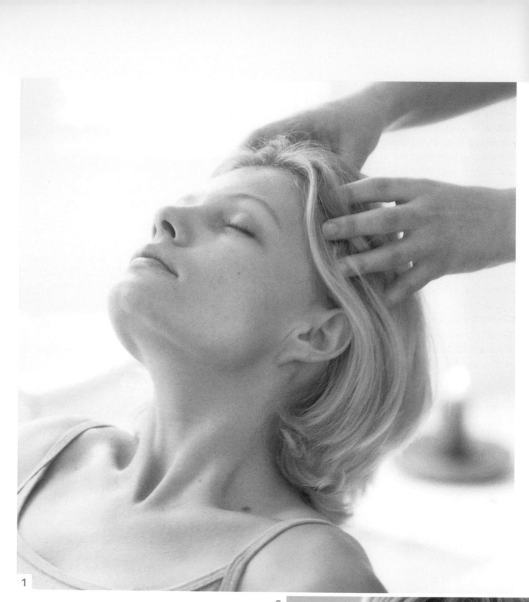

1

CUERO CABELLUDO

No hay necesidad de aplicar más aceite, porque habrán quedado residuos suficientes en sus manos para completar el masaje del cuero cabelludo. Repita cuatro veces cada uno de los siguientes movimientos.

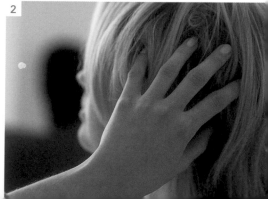

2

1 Coloque las manos detrás del cuello y ejerciendo una presión firme pero ligera con los pulgares y los dedos, haga movimientos de fricción circulares a través del cabello y a lo largo de todo el cuero cabelludo. Tal vez necesite mover la cabeza del receptor de lado a lado para masajear todo el cuero cabelludo.

2 Frote suavemente todo el cabello, permitiendo que las yemas de los dedos "cepillen" el cuero cabelludo.

3 Termine el movimiento retirando las manos justo en las puntas del cabello y colocando suavemente las yemas de los dedos sobre la frente del receptor. Sostenga las manos en esta posición durante varios segundos y transmitale buenos deseos al receptor.

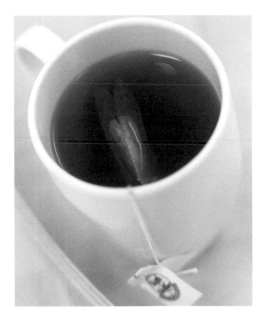

PARA TERMINAR EL MASAJE

En silencio, cubra al receptor con las toallas. Coloque la mano derecha sobre el abdomen del receptor y la mano izquierda en la coronilla. Aliéntelo para que inhale profundamente dos o tres veces y exhale con un suspiro. Mantenga las manos en esta posición durante unos segundos, hasta que el receptor respire con normalidad. Cuando esté listo, aléjese en silencio y permita que el receptor descanse por un rato y que "vuelva en sí" a su propio tiempo. Cuando el receptor esté listo para levantarse, déle una bebida caliente.

MASAJE SENSUAL

Un masaje de aromaterapia clínico ejecutado por un terapeuta calificado pretende generar un estado de relajación profunda y autocuración. Por otra parte, la aromaterapia sensual es para cualquiera que desee trabajar con su pareja a fin de fomentar un masaje erótico que incitará y despertará el deseo sexual. Los movimientos de este masaje son muy lentos y rítmicos y se basan en el masaje superficial, masaje de plumas y amasado (*véanse* páginas 30-31). La atención se dirige a las zonas erógenas del cuerpo: la planta de los pies y los espacios entre los dedos de los pies y manos, la parte de atrás de las rodillas y el interior de los muslos, los glúteos, la pelvis, los senos, las palmas, el interior de los codos, las axilas, la parte de atrás del cuello, las orejas y, finalmente, los labios.

Por lo general, lo que sea bueno para usted también lo será para su pareja. Sin embargo, los textos eróticos antiguos proclaman que las mujeres responden más a movimientos suaves y permanentes mientras que los hombres prefieren una estimulación más firme. Requerirán descubrir juntos lo que a ambos les parezca erótico. Nunca tenga miedo de pedir algo; usted sabe de lo que disfruta y su pareja se sentirá muy feliz sólo con saber que usted también obtiene satisfacción.

Para proporcionar un masaje sensual, siga la secuencia de masaje descrita en las páginas 34-47, pero con las siguientes variaciones:

Espalda

Situado(a) a la altura de la cabeza de su pareja, coloque las manos en cualquier lado de la parte más alta de la columna, con los dedos apuntando hacia los glúteos. Con presión firme, usando el masaje superficial, mueva las manos a lo largo de la espalda y sobre los glúteos. Frote hacia afuera sobre los glúteos en dirección de las caderas y deslícese a cada lado del cuerpo hacia las axilas. Continúe lentamente el frotamiento sobre los brazos hasta las manos y entrelace sus manos y dedos a las de su pareja. Manténgalas así durante unos segundos, permitiendo que su aliento acaricie la espalda y hombros del otro. Lentamente retire los dedos y dé una caricia a la parte interior de los brazos hasta llegar al hombro para comenzar de nuevo el movimiento.

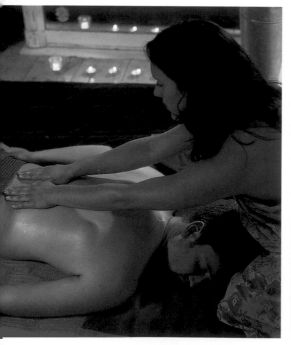

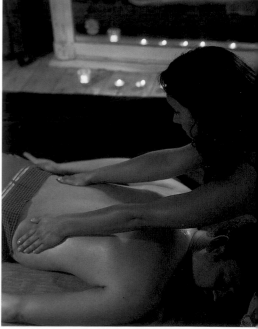

Vientre y pecho

Descanse suavemente los dedos, que apuntan hacia abajo, sobre los hombros de su pareja. Con presión ligera, deslice las manos con lentitud sobre el pecho, directo hacia el abdomen y el hueso púbico. Abra las manos en abanico y frote hacia afuera a cualquier lado de las caderas, cubriendo un poco con las manos el costado del cuerpo y luego lleve las manos hacia atrás lentamente por cualquier lado del cuerpo hacia las axilas. Al llegar a éstas, traiga la mano derecha para que se reúna con la izquierda. Coloque los dedos de la mano izquierda bajo la espalda de su pareja.

Comience el movimiento estirando el músculo desde la espalda y empujando hacia arriba, hacia el área del pecho, y luego repita el movimiento colocando la mano derecha bajo la espalda de su pareja y deslícela hacia delante, pellizcando la piel. Las manos trabajan de manera alternada pinzando el músculo desde la espalda y soltando cuando llegan al área del pecho. Repita en el otro lado.

Termine frotando en círculos alrededor del pecho y prepárese para comenzar de nuevo todo el movimiento desde la parte superior del torso. Repita el movimiento tantas veces como desee.

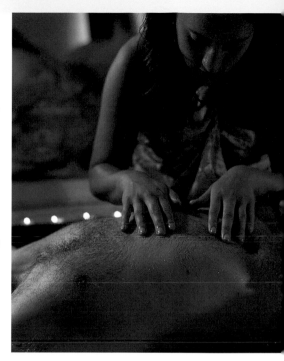

Orejas

Cuando dé masaje al cuero cabelludo, añada caricias a la oreja rodeando ligeramente cada una con las yemas de los dedos. Amase y tire con suavidad del lóbulo de la oreja entre el dedo y el pulgar. Termine con un masaje de plumas a través del cabello.

Para concluir

Cuando termine cualquier movimiento del masaje, siempre acaricie dulcemente el cuerpo o la parte del cuerpo sobre la que está trabajando. Luego, con suavidad y lentitud, retire las yemas de los dedos. El masaje de plumas ligeras pondrá a su pareja en órbita y la dejará flotando en un mundo de sensaciones agradables.

ACEITES ESENCIALES BENÉFICOS PARA EL MASAJE SENSUAL

La **salvia de amaro** es vigorizante y eufórica para la mente; crea un sentimiento impulsivo y cálido.

El **pachuli** ayuda a incrementar el deseo sexual.

El **vetiver** es un aceite de apoyo que alivia la tensión y permite la relajación.

El **ylang ylang** tiene propiedades afrodisiacas que son benéficas para aumentar el deseo sexual.

Pruebe la siguiente mezcla de masaje sensual:

- 15 ml de aceite portador de girasol
- 2 gotas de salvia de amaro
- 1 gota de pachulí
- 1 gota de vetiver
- 2 gotas de ylang ylang

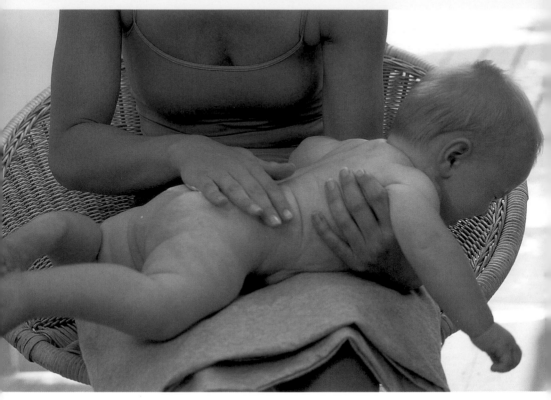

En algunas partes del este de Asia, y en muchos países tropicales, el masaje para bebés se considera uno de los talentos esenciales de la paternidad. Se cree que untar, acariciar y estirar el cuerpo ayuda a que los bebés crezcan más fuertes porque se estimula el sueño profundo, una mejor alimentación, se alivia el cólico y fomenta los lazos con los padres.

Aprender a dar masaje a los bebés y niños mayores puede ser un componente básico para la empatía y el amor genuinos entre padre e hijo. Una vez que el niño se acostumbra a la rutina del masaje y ésta se vuelve parte de su rutina diaria o semanal, entonces asociará el masaje con una atención total de sus padres y lo reconocerá como un valioso regalo de amor. El masaje desde edad temprana alimenta sentimientos de confianza y una autoimagen positiva. También ayuda si a los hermanos se les enseña a brindar masaje tanto como a recibirlo, porque esto estimula la armonía y tolerancia en el hogar y el respeto mutuo.

Cómo se beneficia el niño

En un estudio realizado en un hospital de Inglaterra, se demostró que los bebés en incubadoras desarrollaban su capacidad pulmonar mucho más rápido si sus padres los tocaban y acariciaban que si sólo los manipulaba una enfermera o se dejaban solos en las incubadoras. El masaje suave en el abdomen puede ayudar a aliviar problemas del sistema digestivo, como el estreñimiento, la diarrea o la náusea. El masaje también contribuye a fomentar una relación saludable entre cuerpo y mente en un niño en desarrollo.

MASAJE AL BEBÉ

Obtendrá mucha satisfacción personal si se toma 5 minutos de su tiempo para dar masaje a su bebé. Si al bebé le encanta, déselo durante más tiempo; en general de 10 a 15 minutos es más que suficiente para la mayoría de los bebés. Asegúrese de que la habitación esté cálida y, si el masaje es en el piso, libre de corrientes de aire. Puede comenzar acariciando a su bebé ligeramente con aceite de girasol. Trate de dar masaje a su bebé todos los días, quizá justo antes del baño y al menos media hora después de alimentarlo. A medida que su bebé crezca, desempeñará un papel activo en el masaje meneándose, pateando y balbuceando en respuesta a su tacto, así que relájese y disfruten del juego.

Tal vez sea mejor sentarse en el piso con las piernas estiradas o arrodillarse sobre los talones. Adopte la posición que sea cómoda para usted. Deje suficiente espacio y colchonetas para el bebé a fin de que se mueva con facilidad. Como el cuerpo de un bebé es muy pequeño, usted tenderá a usar sobre todo frotamientos y estiramientos, como los descritos aquí. Sin embargo, el masaje no tiene que hacerse "según las normas", sólo haga lo que su bebé disfrute.

Técnicas sencillas para el masaje del bebé

1 Comience en la parte frontal del cuerpo. Aplique un poco de aceite de masaje con frotamientos largos por todo el cuerpo del bebé. Acaricie al bebé de los hombros a los pies, pero evite la cara para disminuir la posibilidad de que el aceite se le escurra a los ojos.

2 Dé masaje a la barriguita del bebé con las yemas de los dedos, acariciando en el sentido de las manecillas del reloj cerca del ombligo.

3 Sostenga con una de sus manos la mano del bebé, estirando el brazo suavemente. Acaricie el brazo completo desde el hombro hasta la muñeca, y luego apriete por todo el brazo. Repita varias veces. Ahora dé masaje al otro brazo.

▶

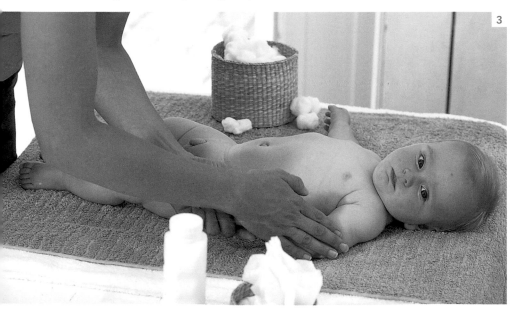

3

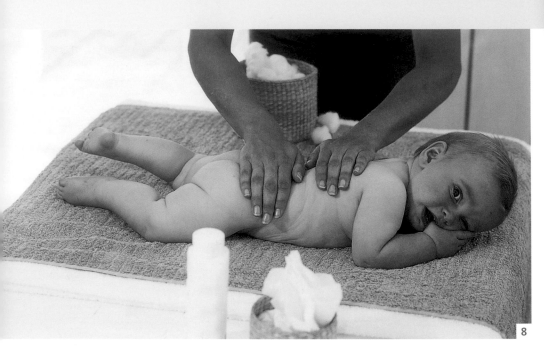

8

4 Sostenga el pie del bebé y suavemente estire la pierna. Frótela desde el muslo hasta el tobillo y apriete la pierna hacia abajo. Repita varias veces. Dé masaje a la otra pierna.

5 Voltee al bebé y aceite la espalda.

6 Comience frotando las piernas, sobre los glúteos y hacia la espalda. Deslice las manos por los hombros y bajo los brazos y después por los costados del cuerpo del bebé hasta los pies. Repita este movimiento varias veces.

7 A los bebés les encanta que les den palmaditas en las nalgas, así que con los cuatro dedos de una mano golpéelas ligeramente. Frote cada glúteo y sus alrededores y después presione con suavidad cada uno al mismo tiempo.

8 Termine con la espalda: deslice las manos con cariño y muy suavemente por la espalda del bebé, una mano debe seguir a la otra. Cuando una mano llegue hasta las piernas, retírela, regrese la mano a la parte alta de la espalda y repita el movimiento. Poco a poco

frote de forma cada vez más suave y ligera. Estas caricias dulces y continuas tendrán un maravilloso efecto calmante en su bebé.

9 Después del masaje, envuelva a su bebé en una toalla tibia. Tal vez se duerma o simplemente se quede en sus brazos por un rato.

ACEITES ESENCIALES BENÉFICOS PARA NIÑOS Y BEBÉS

La **manzanilla romana** es un aceite agradable con propiedades calmantes, que propicia la relajación. Su acción analgésica disminuye el dolor, se trate del causado por un cólico o por la dentición. También es útil para los eczemas o la piel seca o irritada y en general en padecimientos alérgicos.

La **lavanda** es un aceite sedativo estupendo con cualidades para aliviar el dolor. Sus propiedades antivirales la hacen útil para el sistema respiratorio; también es muy valioso para todos los padecimientos de la piel.

El **aceite de girasol** es un buen aceite portador para usarse en niños y bebés, ya que suaviza y humecta la piel.

Para bebés menores de tres años, agregue 1 gota de manzanilla romana o lavanda a 50 ml de aceite de girasol. Si se requieren los dos aceites esenciales, mezcle la manzanilla romana con la lavanda y tome 1 gota de la mezcla.

AROMATERAPIA PARA NIÑOS MAYORES

Los niños de todas las edades se benefician del uso de aceites esenciales. Los movimientos de masaje para niños son los mismos que para los adultos, pero cuando haga una combinación para la mezcla de masaje recuerde seguir las recomendaciones de 2 gotas de aceite esencial en 20 ml de aceite portador y sólo utilice 2 gotas de aceite esencial en el baño.

PRECAUCIÓN Los aceites esenciales son muy poderosos y siempre se debe tener cuidado cuando se utilicen en niños.

Cortadas y moretones

Los niños pequeños con frecuencia se caen y sufren heridas y moretones menores en la piel. Los aceites esenciales combaten la infección y pueden emplearse para estimular la curación de las heridas. Los aceites esenciales que son benéficos para este tipo de heridas y moretones son la lavanda, el limón, el niauli y el árbol del té. Use 2 gotas de cualquiera de estos aceites esenciales en el baño del niño.

Insomnio

Los padres necesitan que sus hijos duerman de noche para que ellos mismos puedan obtener cierto descanso y energía el día siguiente. El insomnio en los niños tiene muchas causas, desde la sobreexcitación y los miedos hasta, en el caso de niños pequeños, la falta de consuelo que da la compañía de los padres. Un baño tibio en las noches utilizando los aceites esenciales puede ayudar en el proceso de relajación.

■ Para niños sobreexcitados que se van a acostar y no pueden relajarse, mezcle 1 gota de lavanda y 1 de ylang ylang en 20 ml de aceite base de girasol y dé masaje en la espalda. Frotando suavemente con la parte plana de la mano, comience en la parte baja de la espalda y deslícese hacia arriba por cualquier costado de la columna, justo sobre los hombros y alrededor de los omóplatos. Repita este movimiento y, cuando vea que el niño se relaja, permita que la presión se vuelva más y más ligera, luego retire la mano, dejando sólo las yemas de los dedos. Este movimiento relajará completamente al pequeño y será algo reconfortante y placentero que esperará cuando vaya a dormir. Sólo tomará unos pocos minutos.

■ Una mezcla para los niños preocupados o temerosos es 1 gota de incienso y 1 de lavanda en 20 ml de aceite de girasol, usando el mismo movimiento de masaje mencionado.

■ Los niños que no pueden dormir porque extrañan la compañía de sus padres se beneficiarán si éstos, durante el día, usan una mezcla de perfume de lavanda y naranja dulce. En la noche, cuando el niño esté listo para ir a dormir, vierta un poco de la mezcla de perfume usada por los padres en un muñeco de peluche suave y colóquelo al lado de su hijo. El olor lo consolará y le dará una sensación de seguridad.

MALESTARES COMUNES

Esta sección se divide en varios tipos de malestares: problemas con los sistemas respiratorio, circulatorio, digestivo, inmunológico, reproductor femenino, músculos y huesos y la piel. Se recomiendan aceites esenciales, mezclas sinergéticas, aceites portadores y métodos para cada afección.

Cuando combine un aceite esencial con una base portadora, añada únicamente 2 gotas de aceite esencial. Para mezclas sinergéticas, siga las recomendaciones individuales.

Si se sugiere más de un aceite portador, éstos deben mezclarse juntos antes de añadirlos al aceite esencial.

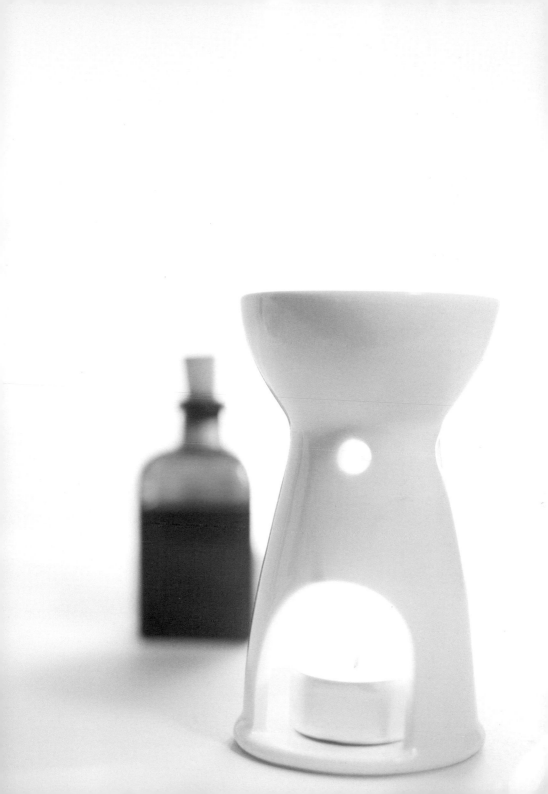

SISTEMA RESPIRATORIO

La vida depende de la habilidad para respirar oxígeno y eliminar bióxido de carbono. La respiración es el movimiento del aire dentro y fuera de los pulmones. Sentada y en silencio, una persona inhala y exhala cerca de 12 a 15 veces por minuto; durante el ejercicio excesivo, esa proporción llega a triplicarse. La respiración es el intercambio de oxígeno y bióxido de carbono entre la atmósfera y las células del cuerpo. Engloba un proceso químico dentro de las células en donde las sustancias alimenticias se oxidan para producir energía y el bióxido de carbono residual se elimina del sistema.

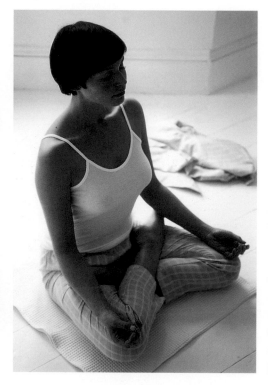

Afecciones respiratorias

Los padecimientos respiratorios afectan las membranas mucosas. Éstas incluyen los revestimientos de los conductos nasales, la laringe, la faringe, la tráquea y los pulmones, que están compuestos de bronquios, bronquiolos y alvéolos. Cuando estamos sanos, no percibimos el moco respiratorio, que es llevado al estómago esterilizado por la acción de los cilios pulsantes. Los cilios son pelos microscópicos que crecen de las células revistiendo los conductos de aire y ondean hacia delante y hacia atrás. Cuando nos debilitamos, nuestros niveles de inmunidad disminuyen y no podemos resistir las bacterias y los virus transportados por el aire. El moco se vuelve más viscoso y es incapaz de deshacerse de estas toxinas; se ha congestionado y puede derivar en catarro crónico. Entonces comenzamos a toser como una respuesta natural del cuerpo en un intento por deshacernos del exceso.

Tos

Tosemos por dos razones:

- Moco insuficiente. Esto se observa a menudo en padecimientos alérgicos y asmáticos y en toses secas e irritantes. En tal situación el moco no se expectora fácilmente. Si el problema se prolonga, puede presentarse congestión y el resultado será una bronquitis crónica.

- Demasiado moco. Esto se conoce de otro modo como *padecimiento catarral*. El moco excesivo sobrecarga el mecanismo ciliar, provocando congestión. En consecuencia, pueden presentarse la bronquitis y otras infecciones de los pulmones.

ASMA

Síntomas y causas

Los síntomas asmáticos incluyen dificultad para respirar, tirantez en el pecho, silbidos y tos ocasionados por el moco excesivo. Las causas posibles son alergias a, por ejemplo, el polen, la piel de animales, los hongos y productos lácteos. El estrés emocional también puede influir.

Aceites esenciales recomendados

La salvia romana o amaro tiene una cualidad eufórica que levanta el ánimo. Fortalece el sistema de defensas y ayuda a la recuperación después de una enfermedad.

El ciprés relaja espasmos en los bronquios, lo cual alivia la tos asociada con el asma.

El incienso tiene un efecto pronunciado en las mucosas y es particularmente útil para limpiar los pulmones. Calma las emociones y alivia la insuficiencia respiratoria.

Mezcla sinergética

- 2 gotas de salvia de amaro
- 2 gotas de ciprés
- 2 gotas de incienso

Base portadora para masaje

- 15 ml de aceite de girasol

Métodos para su utilización

- Baño
- Inhalación seca (gotas en un pañuelo)
- Masajes regulares en el pecho, cuello y hombros (*véase* la página 43).

PRECAUCIÓN No inhale con el vapor caliente; puede quitarle la respiración.

OTROS ACEITES ESENCIALES ÚTILES

Salvia romana o de amaro, ciprés, eucalipto (*Eucalyptus globulus, E. smithii*), incienso, gálbano, lavanda, mejorana española, toronjil (melisa), mirra, naranja amarga, menta, sándalo, árbol del té y tomillo dulce.

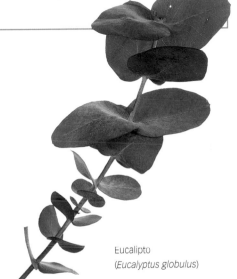

Eucalipto
(*Eucalyptus globulus*)

HERBOLARIA

La salvia romana o amaro era denominada "ojo claro" por los herbolarios medievales, quienes la usaban para aliviar enfermedades de los ojos.

El ciprés era muy apreciado como medicamento por las civilizaciones antiguas, y todavía los tibetanos lo emplean como incienso de purificación.

El incienso, como resina de olor dulce de Arabia, se menciona en la Biblia. Fue uno de los regalos presentados por los Tres Reyes Magos al recién nacido Jesús.

BRONQUITIS

Síntomas y causas

La bronquitis es una inflamación de los bronquios, los cuales desembocan en los pulmones. Esto puede acarrear síntomas de tos pectoral, dolor en el pecho, músculos adoloridos e irritación entre los omóplatos, con temperaturas altas. La depresión también puede ser un síntoma. Las causas posibles son la respiración incorrecta, la contaminación del aire, las alergias, el estrés y el consumo excesivo de productos lácteos, comida chatarra, o ambos. A menudo se trata de una complicación de una infección bacteriana facilitada por una inflamación viral.

Aceites esenciales recomendados

El cayeput es un antiséptico excelente para el sistema respiratorio. Es particularmente benéfico al inicio de una infección y para la irritación que a menudo se encuentra en las bronquitis agudas. Aumenta la sudoración, lo cual ayuda a minimizar fiebres y a eliminar las toxinas generadas por el resfrío.

El sándalo es un aceite útil para infecciones del pecho, dolor de garganta y tos seca que acompañan la bronquitis y las infecciones de los pulmones. Favorece el sueño cuando se presentan padecimientos catarrales y ayuda a estimular el sistema inmunológico.

HERBOLARIA

El cayeput crece en forma silvestre en Malasia, en donde se le denomina caju-puti, que significa "madera blanca". Se utiliza para resfriados, infecciones de garganta, dolores de cabeza y fatiga muscular.

El sándalo es el ingrediente para perfumes más antiguo que se conoce y ha estado en uso continuo durante más de 4 000 años; tradicionalmente se utiliza como incienso o para perfumar el cuerpo.

OTROS ACEITES ESENCIALES ÚTILES

Laurel, cayeput, madera de cedro (del Atlas y de Virginia), ciprés, incienso, jengibre, siempreviva, lavanda, mirra, niauli, sándalo y tomillo dulce.

El tomillo dulce (*Thymus vulgaris ct. geranio de olor ct. linalol*) estimula la acción de los glóbulos blancos, ayudando a que el cuerpo combata la infección; también impide la propagación de los gérmenes.

Mezcla sinergética

- 2 gotas de cayeput
- 1 gota de sándalo
- 3 gotas de tomillo dulce

Base portadora para masaje

- 15 ml de aceite de girasol

Métodos para su utilización

- Inhalación de vapor
- Vaporizaciones
- Baño
- Frotamiento de pecho y espalda
- Dé masaje a la espalda y omóplatos colocando las manos en cualquier costado de la columna en la base de la espalda y frote en dirección de los hombros. Continúe haciendo un ocho alrededor de los omóplatos. Relaje las manos hasta llegar al punto inicial para empezar de nuevo. Esto ayudará a relajar la tensión en la espalda y a eliminar las contracturas musculares.

SINUSITIS

Síntomas y causas

Ésta es una infección de las cavidades de los senos paranasales, que tiene como resultado congestión, dolor alrededor de los ojos, dolores de cabeza y halitosis. Las causas posibles son el estrés, la alergia a ciertos alimentos y la contaminación del aire. Puede desencadenarse por un resfriado o gripe.

Aceites esenciales recomendados

La siempreviva constituye una ayuda general para el sistema respiratorio, calma los resfriados febriles, la tos, bronquitis y sinusitis. Estimula el sistema inmunológico y previene o trata alergias e infecciones. También ayuda a eliminar el moco de los pulmones e induce la relajación y el sueño.

El limón alivia dolores de cabeza y la migraña ocasionados por la sinusitis, así como el dolor neurálgico. Estimula los glóbulos blancos, por lo que fortalece el sistema inmunológico y ayuda al cuerpo en el combate de infecciones.

El arrayán parece tener un pronunciado efecto purificador sobre la sinusitis. Aunque en su acción se parece al eucalipto, no posee las mismas propiedades estimulantes. Las cualidades sedativas del arrayán hacen que sea muy benéfico por la noche.

Mezcla sinergética

- 1 gota de siempreviva
- 2 gotas de limón
- 3 gotas de arrayán

Base portadora para masaje facial

- 15 ml de aceite de girasol

OTROS ACEITES ESENCIALES ÚTILES

Cayeput, eucalipto (*Eucalyptus globulus, E. smithii*), lavanda, niauli, menta, pino, árbol del té y tomillo dulce.

HERBOLARIA

El limón se utilizaba en épocas antiguas para perfumar la ropa y repeler insectos. Después se usó para ayudar a que los marineros combatieran el escorbuto cuando permanecían en el mar durante periodos prolongados.

El arrayán fue empleado por el médico griego Dioscórides, que vivió en Anazarbo (en lo que hoy es la parte centro-sur de Turquía) y era cirujano del ejército romano durante el reinado del emperador Nerón. Dioscórides recetó el arrayán para purificar los pulmones y lo administraba en forma de extracto hecho mediante la maceración de hojas en vino.

Métodos para su utilización

- Baño
- Inhalación de vapor
- Inhalación seca (2 gotas de la mezcla en un pañuelo)
- Vaporización
- Masaje facial. Usando la mezcla precedente, coloque los dedos anulares bajo la comisura interior de las cejas. Deslice los dedos hacia el ángulo exterior del ojo, levantando la ceja al mismo tiempo. Cuando haya alcanzado la esquina exterior del ojo, continúe el movimiento con el dedo medio, deslizándolo a lo largo del hueso de la mejilla hasta un punto bajo el centro del ojo. Deslice los dedos para volver a la posición inicial y repita el movimiento.

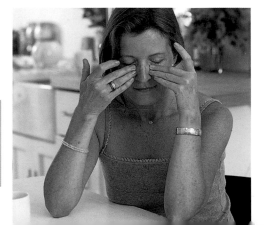

SISTEMA CIRCULATORIO

El sistema circulatorio está compuesto por corazón, arterias, arteriolas, vasos capilares, venas, vénulas y sangre. La función básica del sistema circulatorio es garantizar que la sangre llegue a todas las partes del cuerpo. Cada célula debe alimentarse, hecho que se realiza a través de la sangre. El sistema circulatorio también asegura que los productos residuales de las células —bióxido de carbono, urea y ácido láctico— se lleven a los riñones, intestinos, pulmones y la piel, donde se eliminan.

Las pruebas demuestran que el estilo de vida es un factor que contribuye al proceso de enfermedad. Dos terceras partes de las muertes en la sociedad occidental se atribuyen a problemas del sistema circulatorio. Factores de riesgo, como fumar, el consumo excesivo de sal, de grasas saturadas y de alimentos procesados refinados, así como el

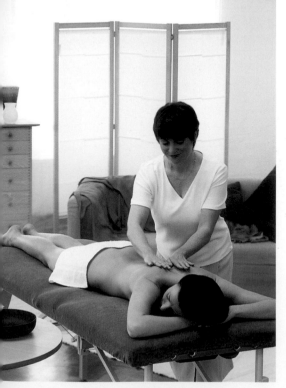

exceso de alcohol y la falta de ejercicio, pueden favorecer la aparición de una enfermedad.

La vitalidad y el tono del sistema circulatorio son fundamentales para la vida e integración de todas las partes del cuerpo. Cualquier falla en el sistema tendrá un profundo efecto en los tejidos y órganos implicados. La sangre puede estar sana, pero si su abastecimiento a los órganos no es el adecuado, habrá problemas. Del mismo modo, si los materiales residuales resultantes del proceso metabólico no se eliminan, se producirá un daño en los tejidos.

Medidas preventivas

Prevenir problemas circulatorios es mejor que recurrir a la cura de una enfermedad en curso. Esto se logra dejando de fumar, haciendo el ejercicio adecuado, comiendo razonablemente, manteniendo el peso adecuado para su constitución y reduciendo el nivel de estrés en la vida cotidiana. La aromaterapia acentúa el cuidado preventivo. El masaje con aceites aromáticos predomina dentro las terapias complementarias, ya que es muy benéfico para enfermedades circulatorias y relacionadas con el estrés.

PRECAUCIÓN Nunca utilice el masaje en casos de trombosis o flebitis, porque podría desalojar o mover los coágulos sanguíneos presentes.

HIPERTENSIÓN ARTERIAL

Síntomas y causas

La presión sanguínea sube como resultado de un aumento en la resistencia al flujo de sangre en los vasos sanguíneos grandes y pequeños. En alrededor de 90% de las personas con hipertensión no existe una causa previa que justifique la elevada de su presión sanguínea; a esto se le denomina *hipertensión esencial*. Las causas posibles de hipertensión esencial son el estrés prolongado, fumar, el alcohol, un estilo de vida sedentario y la obesidad. Para el restante 10% se encontró una causa definida; a ésta se le denomina *hipertensión secundaria*.

Las causas específicas pueden ser mal funcionamiento de las glándulas suprarrenales o de los riñones, una complicación durante el embarazo o un tipo de defecto cardiaco congénito. La hipertensión grave algunas veces llega a ocasionar insuficiencia respiratoria, mareos y molestias visuales.

PRECAUCIÓN Los siguientes aceites están contraindicados para la presión sanguínea alta: hisopo, romero, salvia común y tomillo rojo. Siempre busque ayuda profesional para tratar la hipertensión. Usar aromaterapia y remedios de autoayuda puede ser benéfico para casos leves, pero no sustituya la medicación para la presión sanguínea con remedios de aromaterapia sin consultar primero a su médico.

Aceites esenciales recomendados

La bergamota tiene un carácter sedativo y, al mismo tiempo, reanima, lo cual es excelente para la ansiedad, la depresión y para tratar la tensión nerviosa.

El neroli es más bien hipnótico y eufórico, y calmará estados emocionales y aliviará la ansiedad, la depresión y el estrés crónico.

El ylang ylang es un aceite excelente para padecimientos nerviosos, puesto que regula el flujo de adrenalina y relaja el sistema nervioso. Disminuye sentimientos de pánico, ansiedad y miedo.

Mezcla sinergética

- 2 gotas de bergamota
- 1 gota de neroli
- 3 gotas de ylang ylang

Base portadora para masaje

- 15 ml de aceite de girasol

Métodos para su utilización

- Baño
- Masaje de cuerpo completo
- Vaporización
- Perfume personal

OTROS ACEITES ESENCIALES ÚTILES

Manzanilla romana, incienso u olíbano, lavanda, mejorana y esencia de attar o rosa de alejandría.

CELULITIS

Síntomas y causas

La celulitis es una acumulación de agua y productos residuales tóxicos en el tejido conectivo que rodea las células de grasa. El tejido alrededor de estas células tiende a endurecerse, aprisionando el agua y causando bultos de aspecto desagradable. Las causas posibles son un desequilibrio hormonal, circulación deficiente, dieta poco balanceada, abuso del té negro, café, cigarrillo o alcohol y el estrés.

Aceites esenciales recomendados

La toronja es un estimulante linfático y, con sus excelentes propiedades diuréticas, ayuda a eliminar agua y residuos tóxicos de los sistemas corporales.

El enebro es bien conocido por sus propiedades desintoxicantes. Purifica el cuerpo de toxinas, particularmente cuando se ha consumido demasiado alcohol y comida condimentada.

El tomillo rojo (*Thymus vulgaris* ct. *thymol*) es bueno para la circulación y sus acciones estimulantes y diuréticas facilitan la eliminación de ácido úrico.

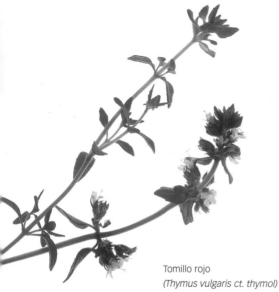

Tomillo rojo
(*Thymus vulgaris* ct. *thymol*)

Desde hace mucho tiempo, el **enebro**, con su aroma de pino fresco, ha sido apreciado por sus propiedades antisépticas. Los antiguos griegos lo usaban para combatir epidemias y durante la época medieval los enebros aplastados se añadían a baños calientes para tratar infecciones respiratorias.

El tomillo común es una de las primeras plantas medicinales empleadas en toda la región del Mediterráneo. Los antiguos egipcios lo utilizaban en el proceso de embalsamamiento y los antiguos griegos para fumigar contra enfermedades infecciosas. El nombre tomillo se deriva de la palabra griega *thymus*, que significa "perfumar".

Mezcla sinergética

- 2 gotas de toronja
- 2 gotas de enebro
- 2 gotas de tomillo rojo

Base portadora para masaje

- 10 ml de aceite de semilla de uva
- 5 ml de aceite de aguacate

Métodos para su utilización

- Masaje linfático regular (*véase* página 36)
- Baño
- Automasaje (*véase* página 31)

OTROS ACEITES ESENCIALES ÚTILES

Semilla de zanahoria, ciprés, hinojo, geranio de olor, jengibre, limón, naranja amarga y romero.

RETENCIÓN DE LÍQUIDOS

Síntomas y causas

La retención de líquidos en general ocasiona hinchazón de pies y tobillos. Las causas posibles son la tensión premenstrual, estar mucho tiempo de pie o sentado, heridas en el cuerpo (lo cual puede provocar que se retengan líquidos) y falta de ejercicio.

Aceites esenciales recomendados

La semilla de zanahoria es un excelente purificador del cuerpo, principalmente debido a su efecto desintoxicante sobre el hígado y porque ayuda a reducir la retención de líquidos.

El geranio de olor posee un efecto estimulante sobre el sistema linfático, que se deshace de los productos residuales y el agua. También es un tónico para la circulación.

La naranja dulce es un estimulante linfático que ayuda a reducir los desechos tóxicos y la retención de agua.

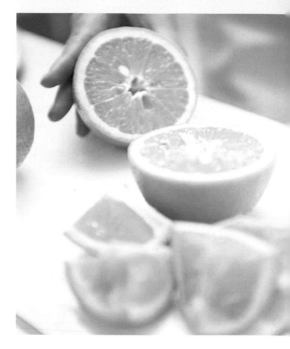

Mezcla sinergética

- 1 gota de semilla de zanahoria
- 3 gotas de geranio de olor
- 2 gotas de naranja dulce

Base portadora para masaje

- 15 ml de aceite de semilla de uva

Métodos para su utilización

- Baño
- Baño de pies o manos
- Masaje de cuerpo completo

PRECAUCIÓN Siempre dé masaje por encima de la hinchazón y nunca directamente en la misma.

HERBOLARIA

La semilla de zanahoria se ha usado tradicionalmente para la retención de orina, cólicos y problemas digestivos y del riñón. En la medicina tradicional china, se utiliza para tratar la disentería y expulsar lombrices.

El geranio de olor tiene un aroma floral y exótico, y a veces se utiliza como afrodisiaco.

Las naranjas se dan como regalos en el año nuevo chino para fomentar la felicidad y la prosperidad.

OTROS ACEITES ESENCIALES ÚTILES

Ciprés, hinojo, toronja, enebro, mandarina y romero.

SISTEMA DIGESTIVO

La comida es necesaria para vivir. La salud y vitalidad dependen de la habilidad del sistema digestivo para proporcionar nutrientes al cuerpo. El sistema digestivo comienza en la boca y termina en el recto: tiene la sorprendente longitud de 11 m. También prepara la comida para su uso y distribución mediante las cinco acciones básicas siguientes:

- Llevar los alimentos al cuerpo a través de su ingestión.
- Transportar la comida a lo largo del tracto digestivo.
- Descomponer la comida mediante procesos mecánicos y químicos.
- Absorber los nutrientes en el flujo sanguíneo para su distribución a las células.
- Eliminar del cuerpo las sustancias no digeribles.

Equilibrar las emociones

Las funciones y la salud del sistema digestivo se relacionan estrechamente con nuestro estado emocional. Algunas veces, cuando sentimos una emoción fuerte, como el estrés, el miedo o el enojo, experimentamos un "retortijón". La ansiedad emocional ocasiona que el estómago produzca cantidades excesivas de ácido. Esta sensación puede durar sólo un momento, pero si continúa, enojo, miedo o estrés prolongado pueden derivar en molestias en el sistema digestivo, como disminución del apetito, estreñimiento, acidez, diarrea y náusea.

Si el problema emocional se vuelve crónico, pueden presentarse problemas como úlceras gástricas o síndrome del intestino irritable. Por lo tanto, es importante consumir una dieta saludable y llevar un estilo de vida equilibrado para evitar problemas digestivos serios.

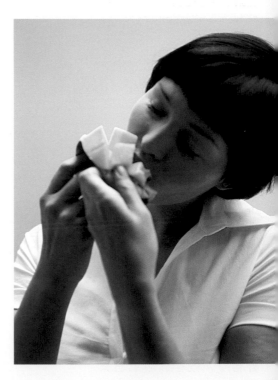

SÍNDROME DEL INTESTINO IRRITABLE

Síntomas y causas

El síndrome del intestino irritable se conoce a causa de una gama de síntomas asociados a una función digestiva deficiente. Los que lo sufren experimentan dolor abdominal, hinchazón, estreñimiento o diarrea, flatulencia y náusea. Las evacuaciones pueden contener moco o sangre y el excremento es pequeño y duro, como de conejo. Las posibles causas del síndrome del intestino irritable incluyen el estrés y la intolerancia a algunos alimentos.

Aceites esenciales recomendados

La mejorana es conocida por su efecto calmante sobre el sistema digestivo: alivia retortijones, indigestión, estreñimiento y flatulencia, además de propiciar la purificación de toxinas.

La pimienta negra tiene un efecto fortificante sobre el estómago, aumenta el flujo de saliva, ayuda a expulsar el aire contenido en el estómago y disminuye las náuseas. Es útil en problemas del intestino porque da tono general a los músculos del colon.

La menta beneficia todos los tipos de padecimientos graves asociados con el sistema digestivo. Tiene una acción benéfica sobre el estómago, el hígado y los intestinos. Su efecto antiespasmódico alivia los músculos del estómago y los intestinos, ayudando en el dolor de estómago, cólico, diarrea, indigestión, halitosis, cálculos biliares y vómito.

Mezcla sinergética

- 2 gotas de mejorana
- 2 gotas de pimienta negra
- 2 gotas de menta

Base portadora para masaje

- 15 ml de aceite de semilla de uva

CONSEJO PRÁCTICO

Tome cápsulas de aceite de menta (se consiguen en tiendas naturistas).

HERBOLARIA

La mejorana era muy apreciada por los antiguos egipcios, quienes la colocaban sobre las tumbas de los muertos para ayudarlos en la vida posterior.

Las semillas de pimienta negra se usaban tradicionalmente en Grecia para la fiebre y para fortalecer el estómago. En la India, los ascetas solían ingerir las semillas de pimienta enteras a fin de que les proporcionara el vigor necesario para caminar largas distancias.

La menta asienta el estómago y también se cree que estimula el cerebro.

Métodos para su utilización

- Dé masaje suave sobre el abdomen en dirección de las manecillas del reloj
- Compresas
- Baño
- Masaje de cuerpo completo

OTROS ACEITES ESENCIALES ÚTILES

Manzanilla romana, hinojo, lavanda, mandarina y neroli.

MAREO

Síntomas y causas

Cuando viaja, tal vez experimente una necesidad repentina de vomitar, que lo hace sentir acalorado y abochornado y va seguida de calambres en el estómago. En gran medida, el mareo que se produce cuando viajamos en barco se debe a mensajes confusos que llegan al cerebro desde los ojos y desde los mecanismos de equilibrio del oído.

Aceites esenciales recomendados

El **cardamomo** es benéfico para el estómago y el sistema nervioso. Sus propiedades calmantes actúan como laxantes y tratan el cólico, los gases y la incómoda sensación en la parte superior del tracto digestivo. También calma las sensaciones de náusea.

El **hinojo** es un tónico excelente para el sistema digestivo, ya que actúa sobre padecimientos como la indigestión ocasionada por el estrés, la náusea, el vómito y el cólico.

El **jengibre** es un aceite calmante especialmente efectivo contra la sensación de náusea, la resaca y el mareo.

Mezcla sinergética

- 2 gotas de cardamomo
- 2 gotas de hinojo
- 2 gotas de jengibre

Métodos para su utilización

- Inhalación seca (2 gotas sobre un pañuelo de tela)

En la Grecia antigua, se creía que el hinojo brindaba fuerza y valor, y los atletas lo consumían para mejorar su desempeño. En la época medieval, se creía que el hinojo apartaba a las brujas. El jengibre se ha usado durante miles de años, especialmente en Oriente. El jengibre fresco se utiliza en China para muchas enfermedades, entre ellas, reumatismo, diarrea, malaria y resfriados. En Occidente se conoce como auxiliar para la digestión.

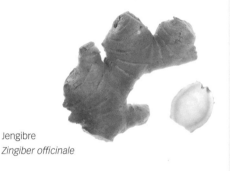

Jengibre
Zingiber officinale

OTROS ACEITES ESENCIALES ÚTILES

Cilantro, lavanda y menta.

INDIGESTIÓN

Síntomas y causas

La indigestión abarca una variedad de síntomas ocasionados por comer demasiado o muy rápido, por consumir alimentos muy condimentados, picantes o grasosos. La indigestión nerviosa es una consecuencia común del estrés.

PRECAUCIÓN Cualquier persona con dolor agudo o persistente, pérdida de peso o vómito, o que desarrolle diarrea o estreñimiento constante, debe consultar a un médico inmediatamente.

Aceites esenciales recomendados

La hoja de canela calma los espasmos del tracto digestivo, la indigestión, la diarrea, la colitis, el vómito y la náusea.

El cilantro tiene un efecto calmante sobre el estómago y lo hace entrar en calor, aliviando los gases y los retortijones. Se sabe que ayuda con los problemas alimenticios.

La naranja amarga parece tener una acción calmante en el estómago, especialmente en estados nerviosos. Puede ayudar estimulando la bilis y contribuye en la digestión de las grasas.

Mezcla sinergética

- 1 gota de hoja de canela
- 2 gotas de cilantro
- 2 gotas de naranja amarga

CONSEJO PRÁCTICO

Cuando comiencen los síntomas, mezcle los aceites sinergéticos con el aceite portador; dé masaje primero sobre el lado derecho del estómago con movimientos circulares. Esto ayudará a liberar el aire atrapado y a aliviar los músculos acalambrados.

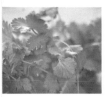
Base portadora para masaje

- 15 ml de aceite de semilla de uva

Métodos para su utilización

- Masaje de cuerpo completo
- Compresas tibias

OTROS ACEITES ESENCIALES ÚTILES

Angélica, cardamomo, manzanilla alemana o común y manzanilla romana, hinojo, jengibre, mandarina, mejorana, neroli, pimienta negra y menta.

SISTEMA INMUNOLÓGICO

El sistema inmunológico consta de un grupo de células, moléculas y órganos que actúan en conjunto para defender al cuerpo contra agentes extraños que pueden causar enfermedades, como bacterias, virus y hongos. La salud del cuerpo depende de la habilidad del sistema inmunológico para reconocer y después repeler o destruir estos microorganismos invasores.

Estrés

Hay pruebas suficientes que muestran que la inmunidad y la resistencia a la enfermedad se vinculan a actitudes, conductas y estados emocionales. La investigación ha demostrado que la depresión grave puede bajar las defensas de una persona y abrir la puerta a una infección. De forma similar, el estrés por exceso de trabajo también llega a tener un efecto adverso sobre el sistema inmunológico.

En el curso normal de los acontecimientos, muchas personas se exigen hasta el límite y no dan tiempo a sus cuerpos para recuperarse de forma natural. Cuando se permiten descansar o salir de vacaciones, el cuerpo repentinamente se relaja. Debido a que el sistema inmunológico no está funcionando de la mejor manera en esta situación, el cuerpo no es capaz de combatir con efectividad los gérmenes, lo cual a menudo tiene como resultado enfermedades.

Autoinmunidad

El término *autoinmunidad* literalmente significa "inmunidad contra uno mismo" y es un padecimiento causado por una falla en la autotolerancia. Las fallas en las defensas del sistema inmunológico para combatir la infección pueden conducir a ciertas deficiencias como la infección de herpes simple o la varicela, infecciones por hongos, candidiasis (aftas), alergias o hipersensibilidad, enfermedades infecciosas como sarampión, rubéola, fiebre glandular y virus de inmunodeficiencia humana (VIH), que puede conducir al síndrome de inmunodeficiencia adquirida (SIDA).

La susceptibilidad a la enfermedad autoinmune tiene una base genética en humanos y animales. Numerosos virus, bacterias, químicos, toxinas y medicamentos actúan en individuos susceptibles como agentes ambientales desencadenantes. Se cree que los cuatro principales factores que ocasionan la enfermedad autoinmune son predisposición genética, influencias hormonales, infecciones y estrés.

Qué aceites usar

Un sistema inmunológico debilitado se beneficiará de estos tipos de aceites.

- Antibióticos y bactericidas, para combatir la infección bacterial: albahaca, elemí, eucalipto, limón, lemongras o té limón, mirra, neroli, niauli, palmarosa, rosa y árbol del té.
- Antivirales, para combatir infecciones virales como resfriados y gripe: elemí, eucalipto, siempreviva, lavanda, espliego, palmarosa y árbol del té.
- Citofilácticos, para aumentar la actividad de los glóbulos blancos: semilla de zanahoria, incienso, geranio de olor, neroli, rosa y tagetes.
- Desintoxicante, para ayudar a limpiar la sangre de impurezas: hinojo, incienso, enebro, lavanda y pimienta negra.
- Fungicida, para combatir infecciones por hongos: madera de cedro (del Atlas y de Virginia), siempreviva, lavanda, lemongras, mirra, pachulí, tagetes y árbol del té.
- Vulneraria, para curar heridas: benjuí, bergamota, manzanilla (y manzanilla romana), elemí, eucalipto, incienso, geranio de olor, lavanda, mirra, niauli y romero.

INFECCIONES POR CANDIDA ALBICANS

Síntomas y causas

La *Candida albicans* es un hongo que se fermenta en el estómago, la boca, la garganta y la vagina. Normalmente, vive en equilibrio saludable en el intestino, pero cuando el sistema corporal trabaja de más, se estresa o se recupera de otra enfermedad, este hongo aprovecha la oportunidad para multiplicarse. Esto debilita el sistema inmunológico, lo cual a su vez puede causar la infección conocida como *candidiasis*. Los síntomas más comunes son la irritación y una secreción blanca (como en las aftas bucales o vaginales), pero la *Candida* también provoca náusea, dolores de cabeza, depresión, fatiga anormal y otros brotes de hongos.

Aceites esenciales recomendados

La bergamota es un antiséptico valioso para el tracto urinario y es efectivo para combatir la infección y la inflamación, particularmente la cistitis. Estimula la mente y ayuda a aliviar la depresión.

El eucalipto limón *(Eucalyptus citriodora)* tiene propiedades bactericidas y antinflamatorias que lo hacen muy poderoso contra la Candida y otras infecciones por hongos.

El árbol del té posee propiedades fungicidas que ayudan a limpiar las aftas vaginales y es valioso para tratar infecciones genitales en general.

HERBOLARIA

El árbol del té deriva su nombre del uso que le dan los pueblos aborígenes de Australia, quienes empleaban las hojas como un té de hierbas para tratar diversos padecimientos. En 1770, cuando el capitán Cook llegó a Bahía Botany, sus hombres descubrieron el árbol del té y también utilizaron sus hojas pegajosas para hacer una bebida especiada. Tiene un fuerte aroma antiséptico.

OTROS ACEITES ESENCIALES ÚTILES

Manzanilla romana, hinojo, lavanda, mandarina y neroli.

Mezcla sinergética

- 2 gotas de bergamota
- 2 gotas de eucalipto limón (*E. citriodora*)
- 2 gotas de árbol del té

Base portadora para masaje

- Yogur con cultivos de Acidófilo vivos (disponible en tiendas naturistas, éste contiene un ingrediente activo que combate la *Candida*).

Método para su utilización

- Para úlceras vaginales, revuelva la mezcla sinergética con un tarrito de yogur fresco de 50 g y guárdelo en el frigorífico. Pase una capa delgada de la mezcla de yogur sobre una toalla sanitaria y úsela. Haga esto en la noche y de nuevo a la mañana siguiente, durante tres días. Esta mezcla combate las bacterias y ayudará a que el área se mantenga fresca y se quite la comezón. (Puede ser utilizada por ambos miembros de la pareja).

PRECAUCIÓN No aplique esta mezcla en un tampón o la introduzca dentro de la vagina, porque irritará la mucosa.

SÍNDROME DE FATIGA POSVIRAL

Síntomas y causas

Este padecimiento se presenta cuando se tiene poca resistencia a la infección que sigue a otra enfermedad; ocasiona cansancio, dolores y malestares persistentes. Las causas posibles son el estrés, el exceso de trabajo o la fatiga emocional.

Aceites esenciales recomendados

El elemí tiene un efecto fortalecedor sobre el cuerpo pues ayuda a combatir la enfermedad. Para la mente, levanta el ánimo y genera alegría.

El espliego fortalece la inmunidad para combatir ataques virales y fomenta una sensación de calma emocional.

La palmarosa es refrescante para el cuerpo y tiene un efecto calmante y, al mismo tiempo, reanima las emociones.

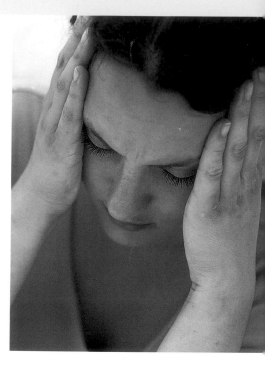

HERBOLARIA

El elemí es un árbol tropical originario de las Filipinas, en donde la goma se utiliza para el cuidado de la piel y afecciones respiratorias. También fue una de las plantas aromáticas usadas por los antiguos egipcios en el proceso de embalsamamiento.

El espliego lo describe el herbolario Nicholas Culpeper (1616-1654) en el libro *Herbal*. Se recomienda para varias dolencias, entre ellas, "dolores de cabeza y cerebro (sic) que proceden del resfriado, apoplejía, decaimiento, hidropesía o enfermedad de la pereza, calambres, convulsiones, parálisis y desmayos frecuentes".

La palmarosa se usaba con frecuencia para adulterar el aceite de rosa.

Mezcla sinergética

- 1 gota de elemí
- 3 gotas de espliego
- 2 gotas de palmarosa

Base portadora para masaje

- 15 ml de aceite de girasol

Métodos para su utilización

- Masaje de cuerpo completo
- Baño
- Inhalación
- Vaporización

OTROS ACEITES ESENCIALES ÚTILES

Eucalipto (*Eucalyptus globulus, E. smithii*), siempreviva, lavanda y árbol del té.

TOS Y RESFRIADOS

Síntomas y causas

Los resfriados son ocasionados por la propagación de virus infecciosos que causan síntomas como dolor de garganta, nariz obstruida o que escurre, dolor de cabeza, tos y desánimo general. Una posible razón para resfriarse es que el sistema inmunológico se ha debilitado debido al exceso de trabajo y al estrés.

Aceites esenciales recomendados

El benjuí tiene la fama de ayudar con los problemas respiratorios. Es un tónico para los pulmones y posee una acción benéfica sobre la tos, los resfriados y el dolor de garganta. Este aceite –que hace entrar en calor– infunde confianza y alivia estados emocionales de agotamiento.

La menta alivia el estado de fatiga con sus propiedades refrescantes. Tiene una acción dual, refresca cuando se siente calor y hace entrar en calor cuando se siente frío. Esto la convierte en un buen remedio frío, puesto que detiene el moco y la fiebre, y favorece la sudoración. Descongestiona y con sus propiedades analgésicas alivia dolores de cabeza.

El ravensare es un aceite sedativo que ayuda a fortalecer el sistema inmunológico, a combatir la infección y a aliviar la tos.

Mezcla sinergética

- 1 gota de benjuí
- 2 gotas de menta
- 3 gotas de ravensare

Base portadora para masaje

- 15 ml de aceite de semilla de uva

Métodos para su utilización

- Masaje facial (use la misma técnica que para la sinusitis; *véase* la página 59)
- Inhalación de vapor
- Inhalación seca (2 gotas de mezcla completa en un pañuelo)

PRECAUCIÓN Los aceites esenciales son demasiado fuertes para usarse directamente sobre la piel de bebés y niños pequeños; pueden ocasionar ataques apopléjicos si se utilizan en inhalación para bebés y niños.

HERBOLARIA

El benjuí se ha empleado tradicionalmente durante miles de años en el Oriente como incienso. Se creía que el humo del incienso alejaba los malos espíritus. En Occidente, es mejor conocido en la forma de una tintura compuesta, el "bálsamo de Friars", usada como ungüento para afecciones respiratorias.

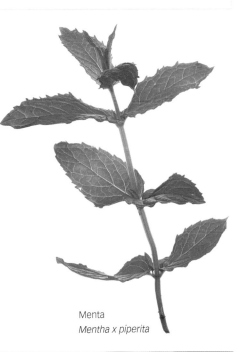

Menta
Mentha x piperita

OTROS ACEITES ESENCIALES ÚTILES

Albahaca, bergamota, cayeput, elemí, eucalipto *(Eucalyptus globulus, E. smithii)*, mejorana española, sándalo, árbol del té, tomillos rojo y dulce.

SISTEMA REPRODUCTOR FEMENINO

Ya sea que se decida tener o no hijos, el cuerpo femenino es una máquina compleja diseñada para hacer bebés. Una mujer pasa el equivalente de seis años de su vida en sus periodos menstruales. Para algunas, esto significa dolor durante el periodo, el síndrome premenstrual, o ambos. Después, cuando los años fértiles llegan a su fin, también hay que lidiar con la menopausia.

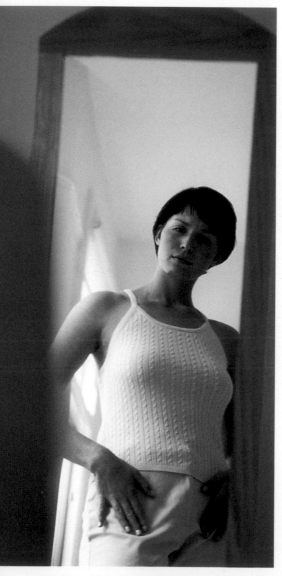

Hormonas femeninas y aceites esenciales

Las dos hormonas femeninas más importantes son el estrógeno y la progesterona. El estrógeno controla el desarrollo y mantenimiento de los órganos sexuales femeninos y le da a la mujer su figura y fisiología específicas. La progesterona prepara cada mes el revestimiento uterino para el embarazo.

Hay pruebas de que los aceites esenciales tienen propiedades parecidas a las hormonas. El anetol es un constituyente químico dentro de los aceites de hinojo y de anís, y ambos aceites poseen propiedades similares al estrógeno, aunque su actividad estrogénica es muchas veces más débil. El citral, otro componente químico encontrado en las frutas cítricas, también puede tener ligeros efectos estrogénicos, pero se requiere más investigación para confirmar esto.

Aceites esenciales con posible actividad hormonal

Estas plantas tal vez tengan actividad hormonal: hinojo, lemongras, may chang y toronjil.

PRECAUCIÓN Debido a su efecto similar al estrógeno, el aceite esencial de hinojo no deben usarlo personas con cánceres causados por el estrógeno (incluido el cáncer de mama) o endometriosis, ni por mujeres embarazadas o en periodo de lactancia.

SÍNDROME PREMENSTRUAL

Síntomas y causas

El síndrome premenstrual es una combinación de diversos síntomas físicos y emocionales que se presentan en algunas mujeres durante una semana o dos antes de la menstruación. Los síntomas emocionales son irritabilidad, tensión, depresión, fatiga y antojos alimenticios. Los síntomas físicos incluyen sensibilidad en los senos, retención de líquidos, dolor de cabeza, dolor de espalda y dolor en la parte baja del abdomen. En general, se cree que es ocasionado por cambios en los niveles hormonales en esta etapa del ciclo menstrual, pero otros factores que posiblemente contribuyen son una dieta deficiente, el estrés y el exceso de trabajo.

HERBOLARIA

El nombre botánico de la **salvia de amaro**, *Salvia sclarea*, se deriva de las palabras del latín *claro*, *salvar* y *curación*.

El geranio de olor es originario de Sudáfrica, pero se cultiva ampliamente en otras partes. Hay varias especies que producen aceite, pero el *Pelargonium graveolens* es la que los aromaterapeutas consideran la mejor debido a su delicado perfume.

Los romanos esparcían pétalos de **rosa** durante la fiesta de Flora, la diosa de las flores. La rosa también se asocia a la diosa griega del amor, Afrodita.

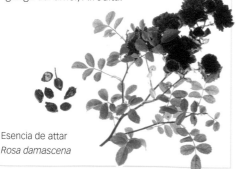

Esencia de attar
Rosa damascena

Aceites esenciales recomendados

La salvia de amaro es un buen tónico para el útero, ya que regula los periodos menstruales y alivia los cólicos en el abdomen. En general, combate la sudoración excesiva y sus propiedades eufóricas disminuyen la depresión y alivian la tensión y la ansiedad.

El geranio de olor estimula la corteza suprarrenal, que a su vez gobierna el equilibrio de hormonas. Puede utilizarse para la depresión premenstrual, la falta de secreción vaginal y los periodos menstruales abundantes. Sus propiedades diuréticas ayudan a aliviar la inflamación y la congestión de los senos.

La esencia de attar es un tónico estimulante para el útero; también es calmante y regulador. Además, hace entrar en calor y anima las emociones, aliviando el estrés y brindando comodidad.

Mezcla sinergética
- 2 gotas de salvia de amaro
- 3 gotas de geranio de olor
- 1 gota de esencia de attar

Base portadora para masaje
- 15 ml de aceite de girasol
- 15 gotas de aceite de onagra

Métodos para su utilización
- Masaje habitual de cuerpo completo
- Masaje diario del abdomen durante una semana antes de la menstruación o el comienzo de síntomas
- Baño
- Perfume personal

OTROS ACEITES ESENCIALES ÚTILES

Manzanilla (y manzanilla romana), ciprés, incienso, toronja, enebro, lavanda, neroli, sándalo, vetiver e ylang ylang.

PERIODOS MENSTRUALES DOLOROSOS

Síntomas y causas

Los periodos dolorosos, también llamados *dismenorrea*, están asociados a los cambios hormonales que ocurren durante un periodo menstrual. Se sienten típicamente como un dolor similar a un calambre o a un malestar en el bajo vientre, que normalmente viene y se va. También puede existir dolor tenue en la cintura. El dolor grave quizá sea síntoma de un desequilibrio ginecológico, que tal vez requiera la atención de un especialista.

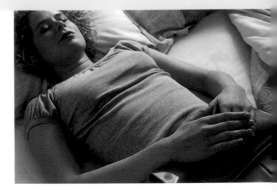

Aceites esenciales recomendados

La manzanilla romana ayuda a regular el ciclo menstrual y a calmar el dolor del periodo.

La salvia de amaro es un buen tónico para el útero y es particularmente útil con problemas uterinos. Alivia calambres dolorosos en la cintura al ayudar a que los músculos se relajen.

El jazmín alivia espasmos en el útero y calma el dolor menstrual.

OTROS ACEITES ESENCIALES ÚTILES

Ciprés, incienso, enebro, lavanda, mejorana, toronjil y esencia de attar.

HERBOLARIA

La manzanilla era considerada una hierba sagrada por los antiguos egipcios, quienes la dedicaban a sus dioses.

La salvia de amaro se utilizó durante la época medieval para desequilibrios digestivos, enfermedades del riñón y afecciones menstruales.

El jazmín es un aceite que se emplea desde hace mucho tiempo y se ha asociado con dar calidez al útero. Se utiliza durante el trabajo de parto y en el parto mismo, así como para tratar problemas menstruales.

Mezcla sinergética

- 3 gotas de manzanilla romana
- 2 gotas de salvia de amaro
- 1 gota de jazmín

Base portadora para masaje

- 10 ml de aceite de girasol

Métodos para su utilización

- Masaje de cuerpo completo un par de días antes de que llegue la menstruación
- Compresas tibias
- Baño
- Durante el periodo menstrual, dé masaje al abdomen suavemente con la mezcla sinergética y portadora. Use un movimiento circular y luego coloque una bolsa de agua caliente sobre el abdomen. La bolsa de agua caliente ayudará a que el aceite esencial penetre con mayor rapidez, lo cual relajará los músculos y aliviará el dolor.

MENOPAUSIA

Síntomas y causas

Cuando las mujeres alcanzan la menopausia, ocurren cambios físicos y psicológicos en el cuerpo, ocasionados por una reducción en la cantidad de estrógeno producido por los ovarios a medida que éstos dejan de liberar óvulos. El término *menopausia* literalmente significa "cese de menstruación", pero en general se utiliza para denotar la época de transición antes, durante y después de este punto específico (la cual sólo puede determinarse en retrospectiva).

Los síntomas de la menopausia pueden presentarse a una edad tan temprana como los 30 años, pero por lo general afectan a las mujeres entre los 40 y los 50 años de edad. Hay bochornos y sudores nocturnos, sequedad vaginal, alteración del sueño, memoria deficiente, poca concentración, tristeza, ansiedad, estrés y pérdida de interés en el sexo. La gravedad de síntomas también está relacionada con el estrés y una dieta insuficiente.

Aceites esenciales recomendados

La bergamota tiene un carácter sedativo y, a la vez, reanimante; es excelente para la ansiedad, la depresión y el estrés. Además, es un tónico purificante para el útero.

El ciprés es excelente para la sudoración excesiva, los edemas y la menstruación abundante. Tiene un efecto calmante sobre la mente, mitigando el enojo y la sensación de frustración.

El hinojo es un excelente purificador del cuerpo y se dice que activa el sistema glandular al comportarse del mismo modo que el estrógeno. Esto lo hace útil para problemas de la menopausia como periodos irregulares, tensión premenstrual y baja respuesta sexual.

Mezcla sinergética

- 2 gotas de bergamota
- 2 gotas de ciprés
- 2 gotas de hinojo

Base portadora para masaje

- 15 ml de aceite de girasol
- 10 gotas de aceite de borraja

Métodos para su utilización

- Masaje habitual de cuerpo completo
- Baño
- Perfume personal

OTROS ACEITES ESENCIALES ÚTILES

Manzanilla romana, salvia de amaro, incienso, geranio de olor, lavanda, toronjil, neroli, esencia de attar, sándalo e ylang ylang.

MÚSCULOS Y HUESOS

Nuestro esqueleto es similar a una jaula, resistente y fuerte, que nos permite caminar erectos y nos brinda protección para nuestros órganos vitales. La estructura muscular comprende montones de células especializadas, capaces de contraerse y relajarse para provocar el movimiento de la estructura esquelética a través de mensajes transmitidos desde el cerebro al sistema nervioso.

Músculos

Los músculos cubren el armazón principal del esqueleto. Son responsables de 50% de nuestro peso corporal y su función es permitir el movimiento. Hay dos tipos de músculos: voluntarios e involuntarios. Los músculos voluntarios, como los que se usan al caminar o escribir, están bajo control consciente. Los músculos involuntarios son los que participan en los movimientos del corazón, la respiración, la digestión, etc., y están fuera del control consciente.

Todos los músculos trabajan en pares y grupos antagónicos. Mientras una serie de fibras musculares se contrae, su serie opuesta se relaja. El movimiento de los músculos produce desechos como bióxido de carbono y ácido láctico. Un buen flujo de sangre a los músculos ayuda a eliminar estos desechos, que a la larga se excretan a través del sistema urinario, la piel y los pulmones.

Cuando trabajan en exceso o están exhaustos, los músculos se entumen y se congestionan. La aromaterapia puede ayudar a mejorar el tono muscular al desintoxicar el sistema y normalizar la composición ácida/alcalina de la sangre. El tratamiento está preparado para reducir el estrés y aumentar la flexibilidad. Esto se logra con una combinación de métodos: baños de sales minerales, masaje de aromaterapia, compresas, estiramientos suaves, ejercicios de respiración profunda y de relajación.

Huesos

El esqueleto es una estructura dura de 206 huesos. Los huesos son tejido vivo compuesto de células especiales llamadas *osteoblastos*. El tejido varía considerablemente en densidad y solidez: cuanto más cerca esté de la superficie del hueso, más sólido es. Muchos huesos tienen una cavidad central que contiene médula, un tejido origen de la mayoría de las células de la sangre y también un sitio para el almacenamiento de grasas. Las funciones de los huesos son las siguientes:

- sostener el cuerpo y darle forma
- hacer posible el movimiento
- proteger órganos delicados
- producir células sanguíneas en la médula ósea
- formar articulaciones, que son esenciales para el movimiento del cuerpo
- proporcionar soporte para los músculos, de modo que el cuerpo se mueva en diferentes direcciones
- brindar una reserva de sales de calcio y fósforo.

ARTRITIS Y REUMATISMO

Síntomas y causas

Existen muchas formas de artritis y reumatismo, entre ellas, bursitis, gota, ciática, osteoartritis y artritis reumatoide. La osteoartritis es ocasionada por el desgaste natural de las articulaciones a medida que el cuerpo envejece, mientras que la artritis reumatoide es una enfermedad agresiva que provoca la destrucción de las articulaciones. En todos los casos, el movimiento de las articulaciones es doloroso y restringido, y periódicamente también se inflaman. Algunas posibles causas del dolor en las articulaciones (que no sean enfermedades específicas) son la herencia, la depresión emocional crónica, los desgarres y el desgaste relacionados con la edad, las alergias alimenticias, las heridas o el uso excesivo de músculos y articulaciones.

Aceites esenciales recomendados

La semilla de apio tiene propiedades diuréticas excepcionales que ayudan a disolver el ácido láctico acumulado en las articulaciones, limpiando el cuerpo de toxinas y purificando la sangre. Provoca un efecto esperanzador en la mente.

El incienso ayuda con la depresión emocional crónica, aligerando el enojo y el dolor pasados. Es un aceite del perdón, que ayuda a que la persona enfrente cualquier problema que tuvo o pueda tener. El incienso también relaja el cuerpo.

El enebro ayuda a eliminar el ácido láctico y la hinchazón, aliviando el movimiento rígido y el dolor.

HERBOLARIA

La semilla de apio se ha usado amplia y tradicionalmente para afecciones del riñón y vesícula, malestares digestivos y problemas menstruales. Se cita en la *Farmacopea Herbolaria Inglesa* como un tratamiento específico para la artritis reumatoide con depresión.

Mezcla sinergética

- 2 gotas de semilla de apio
- 1 gota de incienso
- 3 gotas de enebro

Base portadora para masaje

- 15 ml de aceite de girasol
- 15 gotas de aceite de hierba de San Juan
- 3 gotas de aceite de semilla de neem

Semilla de apio
Apium graveolens

Métodos para su utilización

- Masaje habitual de cuerpo completo
- Dé masaje suave por encima de las articulaciones adoloridas (no directamente en ellas)
- Baños con sales
- Compresas

PRECAUCIÓN Nunca aplique masaje sobre articulaciones inflamadas. Permita que baje la hinchazón antes de masajear con suavidad el área afectada.

CONSEJO PRÁCTICO

Tome tres cápsulas de 500 mg de aceite de onagra o de aceite de borraja todos los días.

OTROS ACEITES ESENCIALES ÚTILES

Cayeput, manzanilla romana, cedro (del Atlas y de Virginia), ciprés, eucalipto (*Eucalyptus globulus*), jengibre, lavanda, limón, mejorana española, mejorana, niauli, romero y tomillo dulce.

DOLORES Y MALESTARES MUSCULARES

Síntomas y causas

Los achaques musculares son una de las razones más comunes para que la gente visite al médico. En general, las causas varían, desde músculos tensos, mala postura y movimientos repetitivos hasta exceso de ejercicio. Si el dolor lo ocasiona una lesión reciente, puede ser agudo. En lesiones viejas y tensión muscular, el dolor normalmente es débil. También se presentan rigidez y calambres en las articulaciones.

Aceites esenciales recomendados

La pimienta negra favorece la circulación y tiene propiedades purificadoras que dan tono a los músculos esqueléticos; esto la hace útil para achaques musculares, extremidades cansadas y adoloridas, y rigidez muscular. Úsela antes del ejercicio o deporte excesivo.

La menta puede hacer entrar en calor o refrescar los músculos cansados y ayuda a los brazos y a las piernas cuando están entumidos.

El romero es un agente estimulante: alivia el dolor y ayuda a disolver el ácido láctico y a calmar músculos cansados que han trabajado de más.

Mezcla sinergética
- 2 gotas de pimienta negra
- 2 gotas de menta
- 2 gotas de romero

Base portadora para masaje
- 15 ml de aceite de girasol
- 15 gotas de aceite de hierba de San Juan
- 3 gotas de aceite de semilla de neem

Métodos para su utilización
- Masaje habitual de cuerpo completo
- Dé masaje suave por encima de las articulaciones adoloridas (no directamente sobre ellas)
- Baños con sales
- Compresas

PRECAUCIÓN Nunca dé masaje si el músculo está inflamado. En vez de eso, use una compresa fría.

OTROS ACEITES ESENCIALES ÚTILES

Angélica, albahaca, bergamota, cayeput, clavo, cilantro, eucalipto (*Eucalyptus globulus*), hinojo, jengibre, enebro, mejorana, mejorana española, lavanda (una originaria del este de Europa) y tomillo dulce.

HERBOLARIA

La menta se ha cultivado desde épocas antiguas en China y Japón. En Egipto, se han encontrado rastros de menta en tumbas que datan del año 1000 a. C.

El romero se considera sagrado en muchas civilizaciones y simboliza remembranza y lealtad. Los griegos lo dedicaban a Apolo, dios de la medicina, la música, la poesía y la profecía. En la época medieval, se usaban guirnaldas o ramitos de romero para la buena suerte.

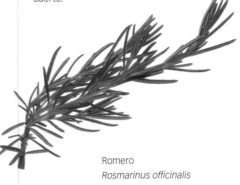

Romero
Rosmarinus officinalis

DOLOR DE ESPALDA

Síntomas y causas

El dolor de espalda aparece por distintas razones. El malestar en determinada región varía desde un dolor débil hasta uno agudo. Puede localizarse en un área o extenderse hacia otras zonas, como la pierna. Los movimientos son capaces de intensificar el dolor o, de hecho, aumentarlo. Cuando hay torceduras musculares violentas, el resultado es un dolor agudo si el que lo sufre intenta llevar a cabo ciertos movimientos, como inclinarse, voltearse mientras se está acostado o tratar de entrar y salir de un auto.

El lumbago es sinónimo de dolor de espalda crónico; se trata de un dolor débil a lo largo de las regiones bajas de la espalda. No hay una causa manifiesta; sin embargo, el factor más probable es la formación de nódulos y congestión fibrosa, que afectan los nervios cercanos. Si el dolor irradia por la parte de atrás de las piernas, entonces la causa del dolor de espalda podría ser la ciática: las vértebras de la columna se desalinean e inflaman o presionan la raíz de un nervio.

Aceites esenciales recomendados

El laurel ayuda en el dolor de las terminaciones nerviosas y tiene un efecto cálido en donde hay frialdad dentro de los músculos.

El clavo tiene propiedades para aliviar el dolor que afecta las rutas de las terminaciones nerviosas, y que pueden ayudar con un dolor localizado.

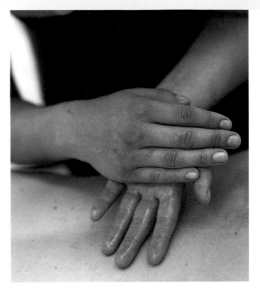

OTROS ACEITES ESENCIALES ÚTILES

Cayeput, manzanilla romana, eucalipto (*Eucalyptus globulus*), jengibre, lavandín, lavanda, mejorana, menta y romero.

El limón es un tónico excelente para el sistema circulatorio: purifica el cuerpo de desechos y actúa bien sobre el dolor neurálgico.

Mezcla sinergética

- 2 gotas de laurel
- 1 gota de clavo
- 2 gotas de limón

Base portadora para masaje

- 15 ml de aceite de girasol
- 15 gotas de aceite de hierba de San Juan

Métodos para su utilización

- Masaje habitual de cuerpo completo
- Masaje suave sobre el área dolorosa
- Baño de sales
- Compresas

CONSEJO PRÁCTICO

Para problemas en la parte baja de la espalda, los frotamientos profundos con el pulgar en movimiento circular sobre toda la zona y los glúteos incrementarán la circulación de los músculos lumbares y, por lo tanto, se reducirán las áreas contracturadas y la tirantez. Esto ayudará a descongestionar las fibras musculares, aliviar la hidropesía y el dolor.

CUIDADO DE LA PIEL

La piel que cubre el cuerpo (*véase* el diagrama de su estructura en la página 17) es un órgano sensible y, como otras partes vitales del cuerpo, responde a nuestra dieta, estilo de vida y emociones. Si estamos bajo mucho estrés, la piel se volverá seca y tirante, y en estados emocionales graves —como el duelo— llega a deshidratarse seriamente. Los cambios hormonales a veces producen manchas e imperfecciones. El humo del cigarrillo y la contaminación envejecen la piel tornándola gris y provocando líneas de expresión y arrugas prematuras.

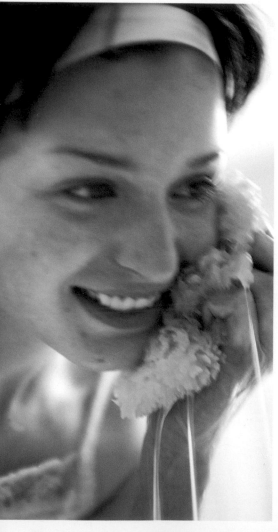

La aromaterapia, en conjunto con otros tratamientos como la exfoliación o el masaje suave de la piel pueden ayudar a mantenerla suave y con apariencia joven. Tratamientos regulares como éstos limpiarán profundamente la piel y reemplazarán la humedad y los nutrientes perdidos.

Rutina diaria

La siguiente rutina diaria es adecuada para todos los tipos de piel:

- Lave la cara dos veces al día con un jabón limpiador suave, con pH balanceado. Esto ayuda a equilibrar la capa ácida de la piel, una mezcla de grasa y fluido que participa en la defensa de la piel contra infecciones.
- Después de lavarla, tonifique el rostro con agua pura de flores, usando manzanilla para piel grasosa, rosa para piel sensible y lavanda para piel en proceso de curación. Las aguas de flores se producen a partir de la destilación de la planta. Harán que su piel se sienta limpia, fresca y fortalecida.
- Humecte la piel con una combinación de cera de abeja, aceite de coco y aceites esenciales, o con un aceite vegetal de textura ligera, como el de semilla de chabacano, semilla de durazno o jojoba (*véase* el *Catálogo de aceites portadores*, páginas 120-124). No utilice aceites minerales, porque tapan la piel y contribuyen a la aparición de granos, manchas y espinillas.

Limpieza con vapor

Una vez a la semana, la piel de la cara, especialmente la congestionada o la piel grasosa y que es propensa a manchas y espinillas, se beneficiará del efecto de limpieza profunda de un baño sauna facial aromático o de la vaporización con una toalla, los cuales tienen los siguientes efectos.

- Abren los folículos, permitiendo una limpieza más profunda de la suciedad, la grasa y las espinillas.
- Suavizan las células muertas superficiales, lo cual ayuda a su eliminación cuando se realice la limpieza.
- Ayudan a que las glándulas sudoríparas se deshagan de las toxinas.
- Aumentan la circulación de la sangre hacia la cara, de modo que los tejidos se nutran. Esto deja la piel con una sensación de suavidad y da un brillo saludable a la tez.

Saunas faciales

Limpie la cara con vapor y aceites esenciales una vez por semana; puede llenar un tazón con agua caliente y colocar una toalla sobre la cabeza para atrapar el vapor o usar un vaporizador facial eléctrico. Siempre termine el tratamiento salpicando el rostro con agua fría para tonificar y refrescar la piel.

Vaporización con toalla

Coloque una mezcla sinergética de aceites esenciales en un tazón de agua caliente, sumerja la toalla y exprímala completamente. Cubra la cara con la toalla y relájese. La toalla debe permanecer sobre la cara durante unos dos minutos. Si es necesario, repita el procedimiento. Después de la vaporización con toalla, siempre limpie y tonifique el rostro.

PRECAUCIÓN Evite los saunas faciales y las vaporizaciones con toalla si sufre de asma, ya que el vapor puede desencadenar un ataque.

Mascarillas faciales de barro

Las mascarillas faciales son benéficas para todo tipo de pieles. Nutren, estimulan, limpian y exfolian la capa externa de la piel. Entre sus beneficios se encuentran su poder para mitigar y calmar la inflamación, limpiar impurezas y actuar como un tratamiento antiarrugas. En todos los casos, una mascarilla facial mejora el tono y el color de un rostro.

El barro es un producto natural que ha absorbido plantas y minerales de la tierra por muchos años. Hay barros rojos, amarillos, verdes, blancos, negros y marrones. Algunos de éstos secan mucho la piel, así que es preferible usar el barro verde, que puede utilizarse para toda clase de afecciones. El barro verde es útil para tratar el acné y la piel inflamada, pero es lo suficientemente suave para la piel madura. Puede emplearse para equilibrar la piel mixta, normalizar la piel grasosa y revitalizar la piel seca. Su acción antiséptica actuará como un emoliente, que deja la piel con una sensación de suavidad de seda. El efecto estimulante del barro aumentará el flujo de la linfa y la circulación, lo cual permite que el oxígeno acelere la eliminación de productos de desecho. Es rico en calcio, magnesio, potasio y sodio.

Haga una sinergia de aceites esenciales. Tome 1 gota de la sinergia y agréguela a 1 cucharadita de barro verde en polvo y 1 cucharadita de agua de flores. Aplique la mezcla sobre la piel limpia, evitando la delicada área de los ojos y déjela durante 10 minutos. Enjuague con agua tibia y luego con fría.

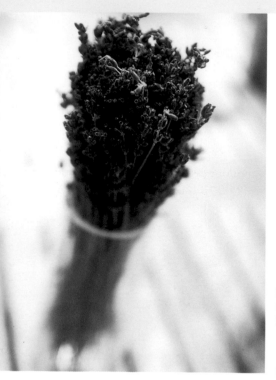

La lavanda es valiosa para todas las afecciones de la piel, porque fomenta el crecimiento de nuevas células y ejerce una acción equilibrante sobre la grasa.

El ylang ylang es un aceite versátil y equilibra el sebo. Esto significa que es efectivo tanto en pieles secas como grasosas.

Mezcla sinergética
- 1 gota de geranio de olor
- 2 gotas de lavanda
- 1 gota de ylang ylang

Base facial
- 20 ml de aceite de semilla de chabacano o de semilla de durazno
- 15 gotas de aceite de jojoba
- 5 gotas de aceite de camelia

Métodos para su utilización
- Limpieza facial con vapor
- Barro facial una vez por semana

PIEL MIXTA

Características
La barbilla, la nariz y la frente forman una zona en forma de "T" de grasa en la cara. La piel alrededor de ojos, mejillas y cuello puede ser seca.

Aceites esenciales recomendados
El geranio de olor es útil para todos los tipos de pieles, porque equilibra el sebo, que es la secreción grasa de las glándulas sebáceas que mantiene la piel flexible.

CONSEJO PRÁCTICO

Agregue dos gotas de la mezcla sinergética y una cucharadita de bicarbonato de sodio a un tazón pequeño de agua tibia. Remoje tiras de algodón absorbente en el agua y colóquelas sobre la zona en forma de "T" de grasa de la cara. Esto eliminará las impurezas a lo largo de la zona y no resecará las áreas que ya de por sí están secas.

PIEL MADURA

Características

Conforme la piel envejece, se vuelve menos elástica y empiezan a aparecer líneas y arrugas. Los aceites esenciales son excelentes para ayudar a preservar la apariencia juvenil de la piel y para rejuvenecer la piel madura, ya que favorecen la regeneración de nuevas células de la piel.

Aceites esenciales recomendados

La semilla de zanahoria mejora el cutis, debido a su efecto fortalecedor sobre los glóbulos rojos, añadiendo tono y elasticidad a la piel. Da una apariencia juvenil y se dice que elimina de la piel manchas "del hígado".

El incienso estira la piel en proceso de envejecimiento y rejuvenece las células.

El gálbano suaviza la piel madura.

Mezcla sinergética

- 1 gota de semilla de zanahoria
- 1 gota de incienso
- 1 gota de gálbano

Base facial

- 20 ml de aceite de semilla o de semilla de durazno
- 15 gotas de aceite de zanahoria
- 5 gotas de aceite de rosa silvestre

Métodos para su utilización

- Limpieza facial con vapor
- Barro facial una vez por semana

Receta para elaborar una mascarilla de barro facial para piel madura

- 5 g de barro verde
- 5 gotas de aceite de semilla o semilla de durazno
- 2 gotas de aceite de zanahoria
- 1 gota de aceite de rosa silvestre
- 1 gota de mezcla sinergética de aceites esenciales

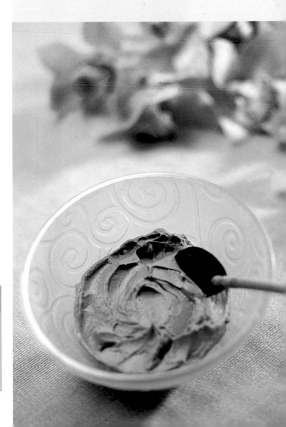

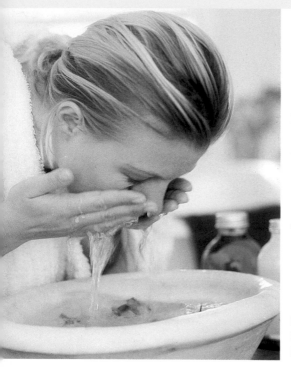

Aceites esenciales recomendados

El jazmín es un bálsamo muy efectivo y tónico para la piel seca y sensible.

La lavanda es un aceite equilibrante valioso para todas las afecciones de la piel.

La mandarina es un aceite suave excelente para las pieles sensibles.

Mezcla sinergética

- 1 gota de jazmín
- 2 gotas de lavanda
- 1 gota de mandarina

Base facial

- 20 ml de aceite de girasol
- 15 gotas de aceite de zanahoria
- 5 gotas de aceite de onagra

Métodos para su utilización

- Limpieza facial con vapor
- Barro facial una vez por semana

PIEL SENSIBLE

Características

Las personas con piel sensible deben evitar productos que contengan ingredientes sintéticos, como el perfume, la lanolina, el aceite mineral y, algunas veces, el jabón. Hay dos tipos principales de sensibilidad de la piel. El primero es la dermatitis alérgica por contacto, que consiste en manchas rojas que causan comezón, las cuales pueden formar ampollas. Las manchas aparecerán en el área donde se aplicó la sustancia en el trascurso de unas horas y hasta dos días después del contacto. El segundo tipo de sensibilidad es la urticaria por contacto, que ocasiona áreas rojas e irritadas en la piel. Puede desarrollarse desde los pocos minutos a media hora después del contacto de la piel con algunos medicamentos, sustancias químicas, plantas, picaduras de insectos y alimentos. Una persona con estos problemas puede tener la piel reseca o grasa y debe elegir productos adecuados para su tipo de piel y asegurarse de que sean puros y naturales.

PIEL RESECA

Características

La piel reseca es un problema común y de hecho puede ser ocasionada por la falta de ingestión de líquidos. Otras causas son la humedad perdida y la producción de grasa insuficiente. Un humectante efectivo repondrá la humedad perdida, mientras que los aceites esenciales normalizarán la producción de grasa natural en la piel.

Aceites esenciales recomendados

El benjuí es particularmente bueno para piel reseca y agrietada, pues la hace más elástica.

El pachulí es excelente para la piel reseca porque promueve la nueva producción de células de la piel.

El sándalo en general es un aceite equilibrante especialmente benéfico para pieles secas y en proceso de envejecimiento.

Mezcla sinergética

- 1 gota de benjuí
- 1 gota de pachulí
- 1 gota de sándalo

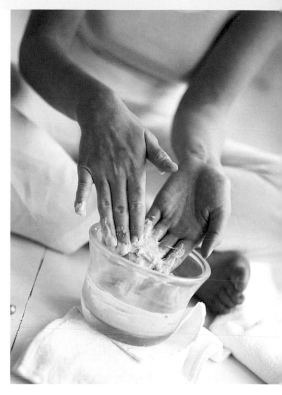

OTROS ACEITES ESENCIALES ÚTILES

Manzanilla, lavanda, neroli y esencia de attar.

Base facial

- 20 ml de aceite de almendras dulces
- 15 gotas de aceite de aguacate
- 5 gotas de aceite de germen de trigo

Métodos para su utilización

- Limpieza facial con vapor
- Barro facial una vez por semana

CONSEJO PRÁCTICO

Haga vaporizaciones con toalla usando dos gotas de la mezcla sinergética. Esto suavizará las células muertas de la piel de modo que puedan eliminarse fácilmente cuando se realice la limpieza.

OTROS ACEITES PORTADORES ÚTILES

Borraja, caléndula, camelia, coco, onagra, jojoba, rosa silvestre y girasol.

PIEL GRASOSA

Características

La grasa excesiva de la piel se debe a una sobreproducción de sebo en las diminutas glándulas sebáceas justo debajo de la superficie de la piel. El sebo es un lubricante natural, que todos necesitamos para el bienestar y la buena apariencia de la piel.

Demasiado sebo produce una apariencia grasienta, que a menudo se asocia con puntos negros y espinillas. Esto normalmente sucede más en la adolescencia, debido al hecho de que la producción de sebo está relacionada a la actividad de todo el sistema endocrino, que se halla en una etapa de cambio durante la pubertad. Sin embargo, un beneficio a largo plazo de la piel grasosa es que envejecerá con más lentitud que la piel que es más o menos seca.

Los tratamientos de aromaterapia pueden ayudar a combatir la bacteria que medra en la superficie de la piel grasosa. También ayudarán a normalizar y reducir la producción de grasa en las glándulas sebáceas.

Aceites esenciales recomendados

El enebro es un buen tónico para la piel grasosa y congestionada. Sus propiedades purificadoras ayudan a aliviar el acné y los poros obstruidos. Sin embargo, es importante advertir que cuando se usa el aceite de enebro, el padecimiento parece empeorar antes de que todo se vea mejor ya que las impurezas salen, pero el resultado será una piel más limpia y fresca.

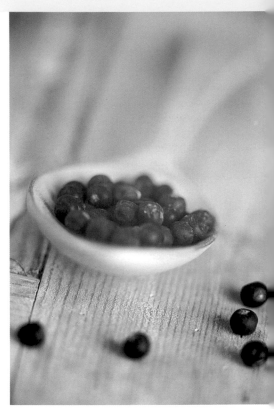

OTROS ACEITES ESENCIALES ÚTILES
Bergamota, cedro (del Atlas y de Virginia), salvia de amaro, ciprés, geranio de olor, lavanda, limón, lima, palmarosa, árbol del té y vetiver.

OTROS ACEITES PORTADORES ÚTILES
Macadamia y girasol.

El niauli cura las erupciones, forúnculos y úlceras, y es útil para lavar las heridas infectadas.

La naranja dulce es un buen tónico para la piel, ya que la refresca, y elimina toxinas de los poros congestionados.

Mezcla sinergética

- 1 gota de enebro
- 1 gota de niauli
- 2 gotas de naranja dulce

Base facial

- 20 ml de aceite de jojoba
- 20 gotas de aceite de hierba de San Juan

Métodos para su utilización

- Limpieza facial con vapor dos veces por semana
- Barro facial dos veces por semana

ACNÉ

Características

Hay cuatro causas principales para la aparición del acné: los desequilibrios hormonales, la acumulación de toxinas, el estrés y la dieta. Cuando se trate el acné deben abordarse todos estos factores. Los aceites esenciales ayudan de diversas formas cuando se aplican al área problemática. Son antibacteriales y estimulan la circulación y, por lo tanto, la eliminación de desechos. También purifican la piel y permiten que vuelva a ser normal pues equilibran las secreciones de las glándulas sebáceas.

Aceites esenciales recomendados

La albahaca es un tónico revitalizante que estimula la piel, limpiando los poros congestionados y estancados, y dejando una sensación de frescura en la piel.

El lemongras es un aceite efectivo para los poros abiertos y equilibra los padecimientos grasosos.

El niauli es un aceite reafirmante de tejidos, benéfico para limpiar las erupciones de la piel asociadas con el acné.

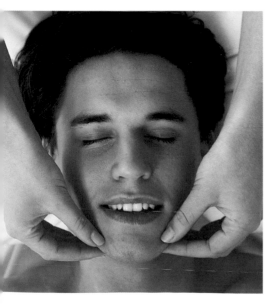

OTROS ACEITES ESENCIALES ÚTILES

Cayeput, menta, tagetes y vetiver.

OTROS ACEITES PORTADORES ÚTILES

Caléndula, zanahoria, onagra, semilla de uva, girasol y germen de trigo.

Mezcla sinergética

- 1 gota de albahaca
- 1 gota de lemongras
- 1 gota de niauli

Base facial

- 20 ml de aceite de jojoba
- 20 gotas de aceite de hierba de san Juan

Métodos para su utilización

- Limpieza facial con vapor
- Barro facial una vez por semana
- Masaje. Utilice la siguiente técnica cuando aplique las mezclas sinergéticas y de base mencionadas. Comience en la barbilla y apriete con suavidad una pequeña sección de la piel entre el pulgar y los dedos, amasando ligeramente la piel. Esto ayuda a vaciar los conductos de grasa. Continúe el movimiento hacia arriba en dirección de las mejillas y sobre la frente. Puede ser que la piel de la frente esté muy tirante para doblarse, por lo tanto, coloque las yemas de los dedos paralelas unas a otras y haga que se empujen entre sí.

PIOJOS

¿Qué son los piojos?

Los piojos son insectos diminutos sin alas que medran en el cabello —limpio o sucio— y se alimentan de la sangre del cuero cabelludo. Se encuentran más comúnmente en los niños. En la mayoría de los casos, la cabeza no "está plagada de piojos"; a menudo son menos que los que presenta la cabeza de un adulto. Los piojos maduros tienen una longitud de alrededor de 3 mm y no se ven con facilidad. Cada piojo puede poner 300 huevos o "liendres" que se pegan a la base del cabello. El crecimiento de los piojos desde la incubación hasta que se convierten en adultos lleva de 9 a 14 días. Los piojos no vuelan ni saltan; sólo pueden transferirse de una cabeza a otra cuando éstas se encuentran muy próximas, o mediante el uso compartido de peines o cepillos.

Aunque algunas personas experimentan comezón en la cabeza, la mayor parte de las veces no hay síntomas obvios. El sitio más probable para encontrar huevos es detrás de las orejas y en la nuca. Los piojos vivos pueden verse en cualquier punto cerca del cuero cabelludo.

Peinado

Revisar el cabello con regularidad y peinar el cabello mojado con un peine "detector" son las mejores formas de verificar la presencia de piojos vivos. Los peines detectores tienen dientes finos, así que incluso los piojos jóvenes no pueden pasar a través de ellos. Los piojos en el cabello seco se alejan rápidamente de cualquier molestia, pero tienden a quedarse quietos con el cabello mojado.

Cuando realice esta especie de "cardado", asegúrese de que el cabello sea peinado desde las raíces, y que los dientes del peine toquen el cuero cabelludo, hacia las puntas. Siempre utilice la mezcla acondicionadora atrapa insectos (*véase* el recuadro a la derecha) para facilitar el peinado. El peine debe limpiarse después de cada pasada con un paño blanco.

Tratamiento

El tratamiento atrapa piojos requiere cuatro sesiones de peinado/acondicionadoras a intervalos de media semana durante un periodo de dos semanas. La primera sesión ayuda a eliminar todos los piojos empollados. Después de la primera sesión, cualquier piojo empollado no se moverá durante un par de días, de modo que no pueden pasarse a otras personas. Si se encuentran piojos maduros en la segunda, tercera o cuarta sesiones, la cabeza se ha infectado otra vez y el régimen debe iniciarse de nuevo.

En cada sesión, siga este procedimiento:
- Asegúrese de que los ojos están bien protegidos.
- Prepare la mezcla acondicionadora atrapa insectos (*véase* abajo) y dé masaje al cuero cabelludo.
- Deje la mezcla en la cabeza durante media hora o hasta dos horas.
- Una gorra de plástico favorecerá la absorción y evitará que los niños se toquen el cabello.
- Peine el cabello.
- Para eliminar la mezcla atrapa piojos, inicialmente dé masaje con champú limpio y luego enjuague, y dé champú en forma habitual.

Mezcla "atrapa piojos"

Añada los siguientes aceites esenciales y aceites portadores a 50 ml de acondicionador sin perfume.

- Para adultos: 10 gotas de geranio de olor, 10 gotas de lavanda, 10 gotas de árbol del té, 5 gotas de aceite portador de semilla de neem.
- Para niños mayores de 5 años: 3 gotas de geranio de olor, 4 gotas de lavanda, 3 gotas de árbol del té, 2 gotas de aceite portador de semilla de neem.
- Para niños de entre 2 y 5 años: 1 gota de geranio de olor, 2 gotas de lavanda, 2 gotas de árbol del té, 1 gota de aceite portador de semilla de neem.

PRECAUCIÓN No lo utilice en niños menores de 2 años.

QUEMADURAS
Y RASPONES MENORES

PRECAUCIÓN La recomendación que se da
a continuación es únicamente para quemaduras y
raspones menores. Si tiene una herida o quemadura
seria, pida siempre el consejo de un médico antes
de utilizar aceites esenciales.

Quemaduras y escaldaduras

Las escaldaduras y quemaduras superficiales
(quemaduras de primer grado) pueden tratarse en
casa, porque sólo abarcan la capa exterior de la
piel. Verá un área de piel enrojecida, algunas veces
húmeda, que sanará sin dejar una cicatriz permanente.
Primero enfríe el área afectada colocándola bajo el
chorro del agua y después aplique aceite de lavanda
sin mezcla. El aceite de lavanda ayudará a quitar el
dolor y favorecerá una curación rápida.

Siempre debe buscar consejo médico si sufrió una
quemadura de segundo o tercer grados.

Cortadas y raspones menores

Agregue 1 gota de aceite esencial de manzanilla
romana, de lavanda o de árbol del té al agua y lave
el área afectada con ella. Cubra con algodón y venda
limpios.

PRECAUCIÓN No aplique aceites esenciales puros
en las heridas.

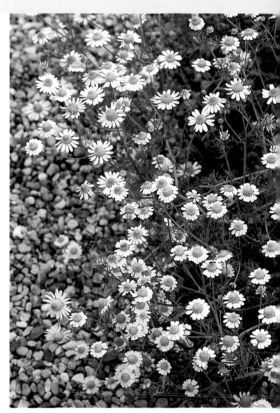

Manzanilla romana
(*Chamaemelum nobile*)

EMOCIONES Y ENERGÍA MENTAL

La aromaterapia no sólo es benéfica para los padecimientos físicos, también ayudará a equilibrar sus emociones y su estado mental. Esas afecciones como dolores de cabeza nerviosos, ansiedad y estrés (que a menudo ocasionan enfermedades físicas) pueden aliviarse mediante el uso sensato de los aceites esenciales apropiados.
La aromaterapia también fomenta una actitud positiva ante la vida, lo cual es un aspecto vital de la salud y el bienestar generales.

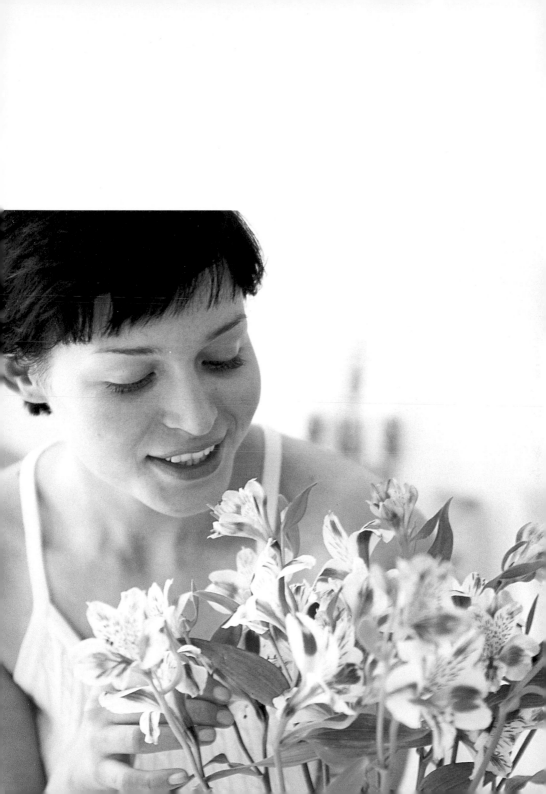

EQUILIBRIO DE MENTE Y CUERPO

Actualmente se reconoce que las sustancias químicas en el cerebro forman un circuito continuo no sólo con los receptores del cerebro sino también con los del sistema inmunológico, el sistema nervioso y el sistema hormonal. Fisiológicamente es imposible separar la mente del cuerpo. Una constitución fuerte y una perspectiva positiva de la vida ayudan a estimular la buena salud.

Con una actitud mental sólida, a veces es posible que una persona cure las enfermedades de su propio cuerpo. Por ejemplo, hoy en día se acepta que el estrés y los factores emocionales son importantes en el desarrollo del cáncer. Se sabe que algunas personas se han curado a sí mismas del cáncer enfrentando estos aspectos de sus vidas. Las actitudes hacia el cáncer se han vuelto más positivas. En la actualidad a los que sufren se les anima para que tengan un espíritu combativo y hagan las cosas que siempre han deseado hacer pero nunca habían tenido el tiempo de realizar. Se les recomienda que mediten, rían, piensen o mantengan un estado de ánimo más

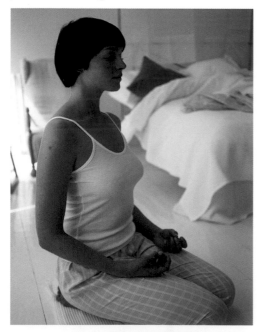

positivo, que admitan sus problemas, decidan sus prioridades y, lo que es más importante, que actúen sobre sí mismos. Este enfoque ha arrojado algunos resultados muy buenos.

Los beneficios de la aromaterapia

La aromaterapia —el toque del masaje y el aroma de los aceites esenciales— es uno de los mejores tratamientos disponibles para el estrés y las emociones. Las propiedades de los aceites esenciales liberan nuestros sentimientos internos y abren nuestras mentes. No es coincidencia que muchos aceites esenciales reconocidos por su acción antidepresiva sean producto de las flores de verano, por ejemplo, la lavanda, el geranio de olor, el neroli, el ylang ylang y la rosa. Evocan calidez, días soleados y tienen asociaciones agradables.

El toque del masaje aliviará los músculos cansados y, con una mezcla placentera de sus aceites favoritos, se asociará con sentimientos de relajación. Esto ayuda a liberar la tensión, la ansiedad y el estrés, provocando una sensación de calma y bienestar total.

La aromaterapia es una terapia de apoyo, que ayuda a las personas a lidiar con cualquier tipo de enfermedad. Es muy útil para tratar los síntomas físicos del estrés. Recibir aromas y masajes que fomentan la relajación permite que el cerebro mantenga el equilibrio del cuerpo de modo que los órganos puedan funcionar de manera eficiente. Asegúrese de elegir los aceites esenciales cuyo olor le agrade, de lo contrario no obtendrá ningún beneficio de ellos.

PALPITACIONES Y ATAQUES DE PÁNICO

Síntomas y causas

Se dice que alguien tiene palpitaciones cuando los latidos del corazón son rápidos, vigorosos o irregulares. Las causas posibles son el estrés o el uso excesivo de estimulantes como la cafeína o la nicotina, pero también puede deberse a la ansiedad de un ataque de pánico. Quizá sean síntomas de un problema cardiaco subyacente y, si son recurrentes, debe controlarlas un médico.

Aceites esenciales recomendados

La lavanda purifica y calma el espíritu, aliviando la ira y el cansancio, lo cual se deriva en una visión más calmada hacia la vida en general.

El toronjil tiene un efecto calmante pero revitalizador sobre las emociones y trata con estados hipersensibles. Se dice que elimina bloqueos emocionales y que calma en casos de pánico e histeria.

La esencia de attar tiene un efecto calmante sobre las emociones, particularmente en la depresión, la tristeza y el duelo. Estimula el corazón y aligera la tensión y el estrés.

Mezcla sinergética
- 3 gotas de lavanda
- 1 gota de toronjil
- 2 gotas de esencia de attar

Base para masaje
- 15 ml de aceite de almendras dulces

HERBOLARIA

El toronjil es una de las primeras hierbas medicinales registradas. Se conocía como el *elixir de la vida* y se utilizaba como remedio herbolario para el corazón y las emociones.

OTROS ACEITES ESENCIALES ÚTILES

Neroli e ylang ylang.

Métodos para su utilización
- Masaje habitual de cuerpo completo
- Inhalación seca
- Vaporización
- Baño

Toronjil (Melisa)
Melissa officinalis

CONSEJO PRÁCTICO

Para ayudar de inmediato en caso de un ataque de pánico, coloque 1 gota de ylang ylang sobre un pañuelo, exhale, coloque el pañuelo sobre la nariz e inhale profundamente. Esto lo relajará por completo y atenuará el ataque.

ANSIEDAD

Síntomas y causas

Es normal sentirse un poco ansioso al enfrentar los problemas de la vida, como los conflictos familiares o laborales. Algunas veces este sentimiento es útil porque nos motiva a lidiar con situaciones demandantes. Es fundamental saber en qué momento la ansiedad es una respuesta normal a algo. Por ejemplo, es normal preocuparse por un niño si está llegando tarde a casa, pero no es normal sentirse ansioso cada vez que el niño está fuera.

La ansiedad se convierte en un problema sólo cuando es excesiva. Esto ocurre cuando la respuesta a una situación está fuera de proporción o cuando se experimenta ansiedad sin que haya ninguna razón externa objetiva.

La ansiedad anormal puede tener como resultado muchos síntomas físicos, incluidos fatiga muscular, problemas digestivos, dolores de cabeza y migrañas, alergias, insomnio y padecimientos del corazón. También es un factor que influye en muchas otras enfermedades graves.

Aceites esenciales recomendados

El may chang levanta el espíritu, creando un panorama soleado y brillante.

El petitgrain calma la ira y el pánico.

El ylang ylang calma el flujo de adrenalina y relaja el sistema nervioso. Aligerará sentimientos de ira, estados de choque, pánico y miedo.

Mezcla sinergética
- 2 gotas de may chang
- 3 gotas de petitgrain
- 1 gota de ylang ylang

Base para masaje
- 15 ml de aceite de girasol

Métodos para su utilización
- Masaje regular de cuerpo completo
- Inhalación seca cuando sienta el inicio de un ataque
- Vaporización
- Baño

HERBOLARIA

El may chang proviene de un pequeño árbol originario de Asia que tiene frutos picantes y hojas y flores fragantes. El aceite esencial se deriva del fruto. Los chinos usan el fruto para cocinar, ya que es muy similar al lemongras. Se dice que se ha usado para tratar tumores cancerosos, pero en la actualidad se utiliza ampliamente como ingrediente de sopas, perfumes y desodorantes debido a su perfume picante, que reanima el espíritu.

CONSEJO PRÁCTICO

Las personas que sufren de ansiedad en general trabajan con un estándar de logros muy alto. Aprenda a aceptar que nadie es perfecto. Cuando la situación lo abrume, distánciese de ella durante un momento y aprenda a reírse de usted y del resto del mundo. No importa lo que los demás piensen o lo que usted piense de sí mismo. Trátese con baños aromáticos diarios y visite a un terapeuta profesional para recibir tratamientos holísticos regulares.

ESTRÉS

Síntomas y causas

Cuando nos exigimos demasiado, la primera señal de estrés es la fatiga. Entonces, si actuamos contra las necesidades de descanso de nuestro cuerpo, empezamos a interferir tanto en la salud mental como en el bienestar físico. Al pasar por alto las primeras señales, empiezan a presentarse otros síntomas como ansiedad, depresión, palpitaciones, ataques de pánico y dolores, malestares musculares. Con el tiempo llegamos a una etapa en la que no somos capaces de lidiar con las demandas continuas y excesivas impuestas sobre nosotros.

Aceites esenciales recomendados

El hinojo da fuerza y valor en la aflicción.

El geranio de olor actúa como un tónico para el sistema nervioso, disipando la ansiedad y la depresión.

La toronja tiene cualidades generales equilibrantes, revitalizantes y que levantan el ánimo, por lo que es muy valiosa en épocas de estrés.

Mezcla sinergética
- 1 gota de hinojo
- 3 gotas de geranio de olor
- 2 gotas de toronja

Base para masaje
- 15 ml de aceite de girasol

OTROS ACEITES ESENCIALES ÚTILES

Albahaca, laurel, bergamota, cardamomo, hoja de canela, citronela, salvia de amaro, incienso, jengibre, lavanda, lemongras, pimienta negra, menta, petitgrain, esencia de attar, romero e ylang ylang.

HERBOLARIA

Se cree que el **geranio de olor** equilibra la mente y el cuerpo debido a su marcada habilidad para regular las variaciones emocionales y hormonales. Existen cerca de 700 variedades de geranio de olor cultivados, muchas de las cuales se cultivan para propósitos ornamentales. Las especies que producen aceite son *Pelargonium graveolens*, *P. odorantissimum* y *P. radens*.

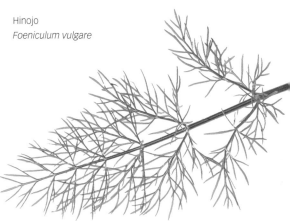

Hinojo
Foeniculum vulgare

Métodos para su utilización
- Masaje habitual de cuerpo completo
- Vaporización
- Baño
- Perfume propio
- Baño de espuma perfumada. Dedique unos minutos cada noche para relajarse en su propio baño de espuma perfumada. En 500 ml de baño de espuma sin fragancia, añada 5 gotas de hinojo, 15 gotas de geranio de olor y 10 gotas de toronja y revuélvalas en un mezclador. Vacíe la mezcla en una botella de plástico. Rocíe un chorro de la mezcla en el baño mientras los grifos están abiertos, para hacer subir la espuma. Coloque velas sin perfume alrededor del cuarto, apague las luces y relájese, inhalando los vapores profundamente.

DOLOR DE CABEZA Y MIGRAÑA

Síntomas y causas

Existen muchos tipos de dolor de cabeza. Puede sentirse dolor por toda la cabeza o presentarse sólo en una zona. Algunas veces, se desplaza a otro lado de la cabeza. El dolor puede ser pulsante, agudo, superficial o profundo. A veces se presentan síntomas que lo acompañan, como náuseas y molestias visuales y sensoriales.

Las causas posibles son el estrés, la tensión y una mala postura, lo cual puede ocasionar tensión de los músculos en la cara, cuello y cuero cabelludo. Otros factores que originan el dolor son las resacas, las comidas a deshoras, el sueño excesivo, la sinusitis y el dolor de muelas. Los aditivos en los alimentos, el chocolate, el queso y el vino tinto pueden desencadenar una reacción en ciertas personas.

Aceites esenciales recomendados

El laurel hace entrar en calor y es ligeramente analgésico sobre las emociones.

La mejorana tiene propiedades que alivian el dolor y relajan los músculos. También se sabe que dilata los vasos capilares, permitiendo un flujo más fácil de la sangre, lo que la convierte en un aceite excepcional para dolores de cabeza y migrañas.

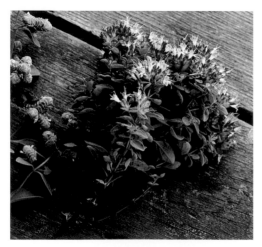

La menta tiene una acción refrescante, que alivia el dolor y aligera dolores de cabeza y migrañas.

Mezcla sinergética
- 2 gotas de laurel
- 2 gotas de mejorana
- 2 gotas de menta

Base para masaje
- 15 ml de aceite de girasol

Métodos para su utilización
- Masaje habitual de cuerpo completo.
- Masaje sobre la parte trasera del cuello. Elabore las mezclas sinergética y portadora anteriores y, con las yemas de los dedos, haga movimientos circulares ascendentes desde la parte de atrás del cuello hasta la línea del cabello. Si regularmente sufre de migraña o dolores de cabeza, haga esto todas las mañanas y las noches.
- Inhalación seca cuando sienta el comienzo de un ataque.
- Inhalación de vapor para despejar la cabeza.
- Baño.

Mejorana *Origanum majorana*

DEPRESIÓN

Síntomas y causas

La depresión incluye sentimientos de tristeza, desesperanza, pesimismo y pérdida general de interés en la vida, combinados con una sensación de bienestar emocional disminuido. Es natural sentirse así después de un suceso particularmente triste, como la muerte de un ser querido o el rompimiento de una relación, pero se vuelve crónica cuando estos sentimientos persisten y se niegan a desaparecer. No hay una sola causa obvia. Pueden desencadenarla las infecciones virales, los desequilibrios hormonales, el estrés, la depresión posparto, la herencia o el estilo de vida.

Aceites esenciales recomendados

La siempreviva parece disminuir los efectos de temores y fobias, y ayuda a aliviar la depresión.

La esencia de attar tiene un efecto calmante sobre las emociones, particularmente sobre la tristeza y pena causadas por el duelo. Levanta el corazón y produce una sensación positiva de cuidado tierno y amoroso.

El sándalo proporciona paz y quietud a una mente atormentada, lidiando con actitudes obsesivas.

CONSEJO PRÁCTICO

Mezcle 4 gotas de aceites esenciales de geranio de olor, 1 gota de jazmín y 1 gota de vetiver con 10 ml de gel de aloe vera y colóquelo en un frasco de vidrio con una tapa de rosca. Cuando revuelva los aceites con el gel, este último se volverá turbio, lo cual es normal. Lleve el frasco con usted y cuando se sienta deprimido, frote un poco de gel en la parte interior de las muñecas y detrás de las rodillas. Esto elevará su ánimo. El aloe vera proviene de una hoja de cactus y es un agente curativo para cortadas, inflamaciones y quemaduras. Además, este gel es muy refrescante.

OTROS ACEITES ESENCIALES ÚTILES

Albahaca, bergamota, cardamomo, canela, citronela, salvia de amaro, cilantro, hinojo, incienso, geranio de olor, jengibre, toronja, jazmín, lavanda, limón, lemongras, naranja (dulce y agria), pimienta negra, menta, petitgrain, pino, romero, verbena, vetiver e ylang ylang.

Mezcla sinergética
■ 2 gotas de siempreviva
■ 1 gota de esencia de attar
■ 1 gota de sándalo

Base para masaje
■ 15 ml de aceite de girasol.

Métodos para su utilización
■ Masaje habitual de cuerpo completo
■ Vaporización
■ Baño
■ Perfume propio

PRECAUCIÓN El tratamiento anterior se recomienda únicamente para casos de depresión ligera y temporal. Si usted sufre de depresión crónica, busque la ayuda profesional de un médico o terapeuta.

INSOMNIO

Síntomas y causas

El insomnio es la dificultad para dormir o para quedarse dormido. Los que lo sufren también pueden experimentar fatiga durante el día, irritabilidad y dificultad para salir adelante. Las causas posibles son las preocupaciones o las contrariedades. El estrés, la ansiedad y la depresión en conjunto pueden ocasionar un patrón irregular del sueño.

Aceites esenciales recomendados

La toronja en general tiene cualidades revitalizadoras pero calmantes, lo que la convierte en una sustancia invaluable para combatir estados de estrés y preocupación.

La lavanda posee propiedades calmantes y sedativas que proporcionan descanso.

El vetiver tiene un efecto equilibrante sobre el sistema nervioso central, infundiendo una sensación más centrada. Es un aceite calmante para una mente ocupada y ayudará con el cansancio físico y mental.

Mezcla sinergética
- 2 gotas de toronja
- 3 gotas de lavanda
- 1 gota de vetiver

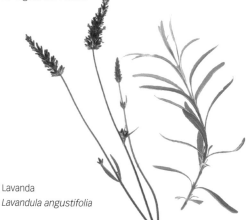

Lavanda
Lavandula angustifolia

La toronja tiene la habilidad de ayudar a superar emociones "pesadas" que pueden abrumarlo. Tiene un alto contenido de vitamina C y constituye una valiosa protección contra enfermedades infecciosas.

La lavanda puede actuar como un tónico calmante para el sistema nervioso, aliviando ligeramente los estados de estrés. El nombre *lavanda* proviene del latín *lavare*, que significa "lavar", ya que los romanos solían lavarse en agua con perfume de lavanda.

OTROS ACEITES ESENCIALES ÚTILES

Benjuí, bergamota, manzanilla (y manzanilla romana), cedro del Atlas, semilla de apio, salvia de amaro, incienso, jazmín, mandarina, mejorana, toronjil, neroli, petitgrain, esencia de attar, sándalo, valeriana e ylang ylang.

Base para masaje
- 15 ml de aceite de girasol

Métodos para su utilización
- Masaje habitual de cuerpo completo
- 1 o 2 gotas de la mezcla sinergética sobre la almohada
- Vaporización
- Baño
- Perfume propio

CONSEJO PRÁCTICO
Haga o compre una almohada de hierbas. Ésta lo ayudará a calmarse para dormir mientras inhala los aromas que se liberen cuando coloque la cabeza sobre la almohada.

FALTA DE CONCENTRACIÓN

Características

Algunas veces es difícil concentrarse en una cosa. La mente se distrae constantemente con pensamientos irrelevantes cuando debería centrarse en un asunto específico, como estudiar para un examen o reunir información para un nuevo proyecto. Los aceites esenciales pueden ser muy útiles en esas situaciones. Las investigaciones han demostrado que ciertos olores, como la albahaca, el cardamomo, la pimienta negra y el romero mejoran la actividad metabólica en el cerebro, aumentando el estado de alerta.

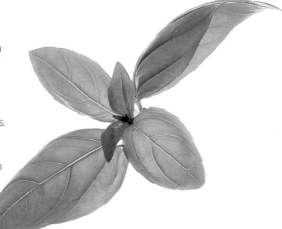

Aceites esenciales recomendados

La albahaca agudiza los sentidos y fomenta la concentración.

Albahaca *Ocimum basilicum* ct. *linalol*

La pimienta negra es muy estimulante, fortalece la mente y le da fuerza cuando hay frustración.

La menta es excelente para la fatiga mental.

Mezcla sinergética
- 3 gotas de albahaca
- 3 gotas de pimienta negra
- 3 gotas de menta

PRECAUCIÓN Esta mezcla de aceites esenciales lo mantendrá despierto de noche.

Métodos para su utilización
- Vaporización con la mezcla sinergética.
- Si no cuenta con un difusor o vaporizador eléctrico, rocíe los aceites en un pañuelo y colóquelo detrás de un radiador. El calor esparcirá los aceites en el aire.

HERBOLARIA

La albahaca tiene un aroma limpio, reanimante, fresco, acre y revitalizador. En la época medieval, se creía que los escorpiones se criaban bajo vasijas de albahaca, y que el solo hecho de oler el perfume de albahaca formaría un escorpión en el cerebro.

OTROS ACEITES ESENCIALES ÚTILES

Bergamota, cardamomo, lemongras, may chang, naranja amarga y romero.

PÉRDIDA DE LA MEMORIA

Características

¿Cuántas veces ha entrado en una habitación para hacer algo y ha olvidado qué? O tal vez se le dificulte recordar hechos y números. Ésta es una experiencia común. El olvido afecta a niños y adultos por igual. Las causas posibles son fallas en la concentración debido a que se tienen demasiadas cosas en la mente. El cerebro es como una computadora en la que cada compartimiento opera de forma separada. Cuando se sobrecarga la memoria, ésta se confunde y funciona de manera ineficiente.

Aceites recomendados

El **limón** es refrescante y ayuda a producir claridad de pensamiento.

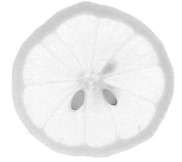

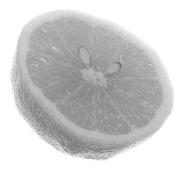

El **romero** energiza las células del cerebro y aclara la cabeza.

El **tomillo dulce** fortalece los nervios y activa las células del cerebro, y por consiguiente, la memoria y la concentración.

Mezcla sinergética
- 3 gotas de limón
- 3 gotas de romero
- 3 gotas de tomillo dulce

Métodos para su utilización
- Vaporización

CONSEJO PRÁCTICO

Si está estudiando para un examen, vaporice el lugar donde estudia con la mezcla sinergética en un difusor. Cuando presente el examen, rocíe la mezcla sinergética en un pañuelo y llévela con usted. Huela la mezcla sobre el pañuelo durante el examen y los aceites esenciales lo ayudarán a recordar piezas de información vitales.

PERFUMES AFRODISIACOS

Un perfume afrodisiaco no sólo se utiliza como medio de atracción, sino también para mejorar el humor de su usuario. La pareja debe estar abierta y receptiva al perfume sensual de la mezcla. Recuerde que es importante que ambos disfruten de los olores que están creando, así que cuando mezcle estos perfumes, tenga en mente a su pareja así como a usted mismo de modo que produzca una esencia que los dos puedan utilizar. Los perfumes afrodisiacos no actuarán por sí mismos, pero aumentarán la conciencia de sensaciones eróticas y entornos agradables y, por supuesto, de la compañía de su pareja.

Formas fáciles de hacer un perfume

Aguas de flores aromáticas

Las aguas de flores destiladas a las que se ha añadido aceites esenciales conforman una excelente base de perfume, que puede rociarse sobre el cuerpo o el cabello o en una habitación. Combine las siguientes mezclas sinergéticas con la base de agua floral pertinente y coloque la mezcla en un frasco de 50 ml con atomizador. Cuando los aceites esenciales se añadan al agua, permanecerán en la superficie, así que recuerde agitar el frasco antes de usarlo.

1 Mezcla sinergética: 3 gotas de bergamota, 2 gotas de naranja dulce, 1 gota de sándalo.
Base: agua de flor de jazmín.

2 Mezcla sinergética: 2 gotas de salvia de amaro, 3 gotas de lavanda, 1 gota de pachulí.
Base: agua de rosas.

3 Mezcla sinergética: 2 gotas de limón, 2 gotas de petitgrain, 3 gotas de romero.
Base: agua de flor de neroli.

Perfumes basados en aceites

Combine las siguientes mezclas sinergéticas con 10 ml de aceite base portador de jojoba y coloque la mezcla en un frasco de vidrio oscuro de 10 ml. Aplique el perfume en las zonas de pulso, o zonas cálidas, del cuerpo; éstas se encuentran detrás de las orejas, en los costados del cuello, el interior de las muñecas, los pliegues del codo, detrás de las rodillas y alrededor de los tobillos. El calor de las zonas de pulso liberará el perfume.

1 Mezcla sinergética: 2 gotas de cilantro, 1 gota de jazmín, 5 gotas de limón.

2 Mezcla sinergética: 4 gotas de lavanda, 2 gotas de naranja dulce, 2 gotas de ylang ylang.

3 Mezcla sinergética: 4 gotas de salvia de amaro, 2 gotas de incienso, 2 gotas de toronja.

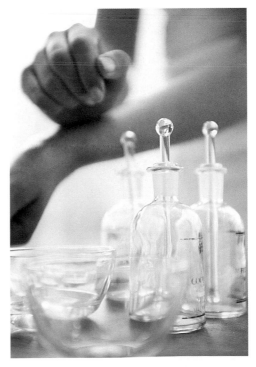

GUÍA DE ACEITES PARA CADA HABITACIÓN

Su habitación es un reflejo de usted mismo y de su familia. Refleja su humor y la forma en que vive y siente. El aroma en su hogar es muy importante; puede ser creativo y complementar los colores y el estilo de su hogar; influirá en la percepción que los visitantes tienen de usted. Cuando la gente entra en una casa, inmediatamente percibe la atmósfera que la rodea. Al entrar en algún lugar, ¿cuántas veces ha sentido que la atmósfera es cálida e invitante, sin saber realmente por qué? Así que, cuando diseñe y cree el ambiente de su hogar, esté consciente del color, del olor y la atmósfera. Decida lo que quiere representar y lo que desea que otras personas descubran sobre usted, así lo conocerán mejor.

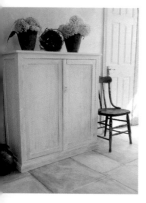

EL VESTÍBULO

Con frecuencia, cuando la gente piensa en un vestíbulo, simplemente lo considera la entrada de la casa. Es fácil olvidar que es el lugar donde se genera la primera impresión que la gente tiene de nuestras vidas. Un vestíbulo oscuro, sombrío, sin ningún mobiliario, que incluya sólo la alfombra y tal vez las escaleras que conduzcan a otros niveles, da la impresión de frialdad y falta de espíritu dentro del hogar. Debe ser invitante. Esto se logra usando colores y materiales cálidos y brillantes en combinación con aceites esenciales. Cuando la puerta frontal se abre a mitad del invierno y el clima es húmedo y frío, los visitantes inmediatamente serán bienvenidos con una sensación de sol y aroma de frutas cítricas refrescantes.

Aceites esenciales recomendados

La combinación de estos aceites esenciales es ligera y fresca, también tienen propiedades desodorantes y antisépticas. Una buena mezcla para el vestíbulo: limón, lima y naranja amarga.

Métodos para su utilización
Mezcla de infusión para telas y madera

Haga una infusión con 10 bolitas de algodón en 10 gotas de aceite esencial de limón, lima y naranja amarga. Después coloque las bolitas de algodón en una bolsa de plástico grande con cualquier artículo que quiera infundir y déjelas toda la noche. Necesitará repetir este proceso cada mes para garantizar que el olor no se pierda.

Rociador para habitaciones

Mezcle tres gotas de aceite esencial de limón, de lima y de naranja amarga en 300 ml de agua de flor de naranja y coloque la mezcla en un rociador de plantas con un filtro muy fino. Rocíe el cuarto cada noche antes de ir a dormir y cierre las puertas. Diminutas gotitas de aceite se asentarán en la alfombra; de esta manera los aceites penetrarán y se quedarán en el cuarto, proporcionando una sensación duradera de frescura y luz.

PRECAUCIÓN Cuando utilice los aceites esenciales en un atomizador para habitaciones, evite rociarlo sobre madera, terciopelo y seda, porque pueden aparecer manchas.

LA COCINA

La cocina genera muchos olores. No es nuestra intención enmascararlos, pero podemos usar los aceites esenciales en muchas formas para limpiar y desodorizar el aire así como las superficies.

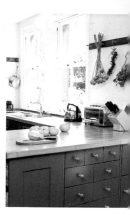

Aceites esenciales recomendados

Todos estos aceites proporcionarán un aroma limpio y refrescante y, además, tienen propiedades bactericidas: citronela, elemí, lemongras, lima, palmarosa y árbol del té. Otros aceites esenciales útiles son toronja, mandarina, menta, pino y tomillo dulce.

Métodos para su utilización

Atomizador para habitaciones

En un atomizador, mezcle 3 gotas de aceites esenciales de *lemongras*, de palmarosa y de árbol del té en 300 ml de agua. Rocíe en el aire.

Repelente de insectos

Durante los meses de verano, cuando las moscas se vuelven un problema, use un difusor vaporizante con infusión de 4 gotas de citronela, 4 gotas de *lemongras* y 4 gotas de menta. Es un repelente de insectos muy efectivo.

Para la limpieza del frigorífico o congelador

Añada una gota de limón, una de árbol del té y una de tomillo dulce al agua de enjuague final.También vierta los aceites esenciales sobre una toalla de cocina y pásela sobre la superficie cuando limpie el agua residual. El uso de los aceites esenciales funcionará como antiséptico y evitará los hongos dentro de las grietas. La sutileza de los aceites eliminará los olores agobiantes cuando llene de nuevo el frigorífico o el congelador con comida.

Mezcla sinergética para superficies de cocina

Mezcle juntos los siguientes ingredientes y mantenga la mezcla sinergética en un frasco de vidrio oscuro listo para usarse. Cuando lave superficies de trabajo, armarios, fregaderos, azulejos, pintura o el suelo, añada 6 gotas a limpiadores que no dañen el ambiente.

- 12 gotas de limón
- 30 gotas de palmarosa
- 6 gotas de pino
- 12 gotas de tomillo dulce

Líquido lavavajillas

Usted puede elaborar un líquido lavavajillas que no daña el ambiente y tiene un olor delicioso. Añada 5 gotas de toronja, 5 gotas de limón, 5 gotas de lima y 10 gotas de mandarina a una botella de líquido lavavajillas de 500 ml que contenga un detergente vegetal hecho con aceite de coco. ¡El aroma natural de los aceites esenciales tiene propiedades que reaniman, volviendo el lavado de los platos una tarea menos pesada!

LAVADO Y SECADO DE LA ROPA

- Cuando lave la ropa a máquina, añada de 3 a 5 gotas del aceite esencial de su elección a un suavizante de telas sin fragancia.
- Cuando seque la ropa en secadora, coloque de 3 a 5 gotas de un aceite esencial sobre un pañuelo pequeño de algodón y métalo en la secadora con el resto de la ropa. Para obtener frescura, use geranio de olor, toronja o lavanda.
- Si la ropa tiene un fuerte olor a cigarrillo o cualquier otro olor desagradable, use salvia de amaro, ciprés y pino en la lavadora y la secadora.

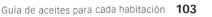

EL COMEDOR

El comedor, si tiene suerte de que esté fuera de la cocina, normalmente se usa para la comida familiar y para entretener a los amigos. Al utilizar los aromas junto con objetos visuales, puede convertirse en algo memorable para todas las personas que coman en él. Muchos acontecimientos anuales, cenas y fiestas pueden mejorarse usando aceites esenciales para ambientar la escena. Asociar un olor en especial a una ocasión particularmente feliz proporciona un recuerdo duradero y encantador.

Aceites esenciales recomendados

Su elección dependerá de la ocasión y su humor. Consulte las recomendaciones que se dan más adelante.

Métodos para su utilización

Comidas temáticas

Pruebe las siguientes mezclas para esparcir aceites esenciales en esa comida especial.

- **Oriental:** 5 gotas de jengibre, 2 gotas de jazmín, 5 gotas de *lemon gras*.
- **India:** 1 gota de hoja de canela, 3 gotas de cilantro, 3 gotas de jengibre, 5 gotas de naranja amarga.
- **Comida familiar:** 2 gotas de albahaca, 4 gotas de geranio de olor, 6 gotas de romero.

Mezclas para ocasiones especiales

- **Fiesta de cumpleaños de niños:** 2 gotas de cedro (del Atlas o de Virginia), 6 gotas de enebro, 4 gotas de limón.
- **Navidad:** 2 gotas de canela, 2 gotas de clavo, 4 gotas de mandarina, 5 gotas de naranja amarga.
- **Día de San Valentín:** 4 gotas de bergamota, 5 gotas de geranio de olor, 1 gota de jazmín, 2 gotas de rosa.
- **Halloween:** 2 gotas de hoja de canela, 4 gotas de naranja amarga, 6 gotas de petitgrain.

Velas perfumadas

La elaboración de velas se ha vuelto muy popular y es relativamente fácil porque se venden estuches para hacerlas. Siga las instrucciones y añada su sinergia preferida de aceites esenciales a la cera derretida antes de colocarla en el molde.

- Una buena mezcla para estimular el apetito es el laurel (que tiene un sabor dulce y picante, similar al de la canela), naranja amarga y tomillo dulce.
- Si la atmósfera se ha vuelto demasiado estimulante y sus invitados no muestran señales de partir, extinga la flama de una vela cercana, añada 3 gotas de lavanda a la cera derretida y vuélvala a encender. La lavanda se combina muy bien con la mezcla de sinergia y es lo suficientemente sedativa para que sus invitados comiencen a sentirse somnolientos y listos para ir a casa.

PRECAUCIÓN Los aceites esenciales son altamente inflamables, así que nunca los añada a la flama de una vela encendida, porque llameará y podría ocasionar una quemadura grave. Mantenga la mecha corta; si la flama es demasiado alta, no alcanzará la cera derretida para elevar el vapor del aceite esencial. El charco de cera necesita ser grande y la mecha corta para esparcir el aceite esencial.

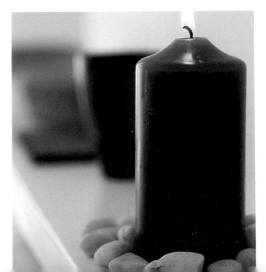

LA SALA DE ESTAR

Usar los olores naturales de los aceites esenciales en vez de los perfumes sintéticos disponibles comercialmente en el área de la sala le proporcionará aromas armoniosos que lo relajarán y estimularán en igual medida. Utilice aceites esenciales en un atomizador (*véanse* páginas 102-103) es una forma efectiva de refrescar mobiliario, cortinas y alfombras, pero recuerde evitar rociarlos sobre madera, terciopelo y seda porque pueden aparecer manchas de agua.

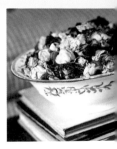

Aceites esenciales recomendados

Bergamota, cedro (del Atlas y de Virginia), salvia de amaro, ciprés, elemí, lavanda, lemongras, pachulí, pino, rosa y sándalo).

Métodos para su utilización
Aromatizante de alfombras

Esta mezcla es muy refrescante, mata los gérmenes que se transmiten por el aire y actúa como repelente de insectos.

- 225 g de bicarbonato de sodio
- 20 gotas de elemí
- 10 gotas de *lemon gras*
- 10 gotas de pachulí

Coloque el bicarbonato de sodio con la mezcla sinergética de aceites esenciales en un recipiente cerrado y guárdelo durante 24 horas por lo menos. Espolvoree sobre la alfombra y déjelo actuar durante media hora antes de pasar la aspiradora. No vacíe la aspiradora hasta que sea absolutamente necesario, porque el aroma penetrará en ella y continuará proporcionando fragancia cada vez que limpie.

Pulidor de muebles

- 25 g de cera de abejas amarilla no refinada
- 125 ml de trementina
- 13 gotas de lavanda
- 2 gotas de pachulí

Ralle la cera de abejas y caliéntela a baño María hasta que se derrita por completo. Quítela del fuego e inmediatamente añada la trementina, antes de que la cera comience a asentarse, asegurándose de que está completamente mezclada. Después añada los aceites

---

CÓMO HACER UN POPURRÍ

- Mezcle 1 cucharada de polvo de raíz de lirio de Florencia con 10 gotas de aceites esenciales de su elección.
- Coloque unos 300 g del popurrí mezclado en una bolsa de plástico con la raíz de lirio de Florencia y los aceites esenciales.
- Mantenga la mezcla en una bolsa sellada durante dos días, para que los aceites esenciales penetren en el popurrí. Después, coloque la mezcla en un tazón bonito.

---

esenciales y revuelva. Cuando se enfríe, mantenga la mezcla en una olla de vidrio sellada. Utilice solamente una cantidad muy pequeña de este pulidor aromático sobre un trapo y después pula con una franela.

PRECAUCIÓN Nunca añada trementina a la olla mientras esté en el fuego, porque es altamente inflamable.

Refrescantes de habitación

- 300 ml de agua de rosas
- 3 gotas de bergamota
- 5 gotas de salvia de amaro
- 2 gotas de sándalo

Para una atmósfera fresca, limpia y reanimante, use la siguiente mezcla:

- 300 ml de agua de flor de menta
- 3 gotas de cedro
- 5 gotas de ciprés
- 2 gotas de pino

EL BAÑO

El baño necesita estar limpio y libre de bacterias, especialmente si el inodoro está dentro del cuarto de baño. La mezcla sinergética que se presenta a continuación es un excelente desinfectante y agente antibacterial, y también ayudará a mantener los hongos fuera del baño. Cuando el baño está limpio y fresco, no hay nada mejor que bañarse, agregando en el agua aceites esenciales, ya sea para relajarse o para estimular los sentidos.

Aceites esenciales recomendados

Bergamota, manzanilla romana, elemí, jazmín, lavanda, limón, lima, niauli, naranja dulce, árbol del té, tomillo dulce e ylang ylang.

Métodos para su utilización

Limpiador para baños

- 300 ml de agua
- 10 gotas de elemí
- 10 gotas de limón
- 10 gotas de lima
- 10 gotas de niauli
- 10 gotas de árbol del té
- 10 gotas de tomillo dulce

Mezcle todos los ingredientes y viértalos en una botella con atomizador. Agítela y rocíe dentro y alrededor del inodoro, el lavabo, el baño, la ducha y alrededor de la cortina de baño. Deje reposar unos minutos y después enjuague. Esta mezcla también es excelente para deshacerse del moho en azulejos y cortinas de baño.

Aceites difusores

Por razones de seguridad, nunca utilice un difusor eléctrico en el baño. Use un quemador de aceite convencional o intente gotear los aceites esenciales directamente sobre el anillo de cartón del papel higiénico. La bergamota, el pino, el limón y la lima son una buena mezcla para este propósito.

Mezclas de baño

Cuando elabore las mezclas sugeridas, utilice botellas que combinen con el color de su baño o lo complementen, porque funcionan como elemento de decoración cuando no se usan.

- Preparación relajante: 500 ml de espuma o baño de leche, 12 gotas de bergamota, 16 gotas de manzanilla romana, 2 gotas de jazmín.

- Preparación sensual: 500 ml de espuma o baño de leche, 15 gotas de lavanda, 10 gotas de naranja dulce, 5 gotas de ylang ylang.

BAÑOS DE LECHE Y ESPUMA

Cuando elabore una mezcla para baño, necesitará espuma sin perfume y baño de leche, que se pueden conseguir con cualquier buen proveedor de productos de aromaterapia.

Los baños de leche son agentes dispersantes sin espuma, apropiados para usarse con aceites esenciales. Como son más suaves que las bases de espuma, se recomienda al añadir aceites esenciales al baño para bebés y niños muy pequeños.

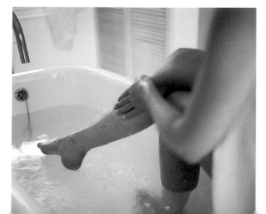

EL DORMITORIO

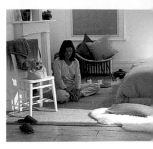

Este cuarto se asocia normalmente con la paz, el descanso, la tranquilidad y el romance. Puede estar lleno de colores suaves y vibrantes, flores y cojines fragantes. Los aceites esenciales que vienen a la mente para crear un ambiente tranquilizante en el dormitorio son la salvia de amaro, el jazmín, la rosa y el ylang ylang. Esta combinación maravillosa puede usarse en un atomizador de habitaciones y rociarse con regularidad en el cuarto.

Aceites esenciales recomendados

Bergamota, manzanilla romana, salvia de amaro, jazmín, lavanda, neroli y sándalo.

Métodos para su utilización

Cojines fragantes

Los almohadones o cojines que se colocan sobre la cama pueden rellenarse con hierbas y perfumarse con los aceites esenciales que usted disfrute. Sólo cosa tres lados de tela de cualquier tamaño y rellénela con hierbas que hayan sido tratadas con aceites esenciales. Una el lado final con unas puntadas y coloque este cojín interior en una funda plana rellena con material suave para que sea más cómodo. Ahora, cubra el cojín de hierbas con una funda bonita y colóquelo sobre la cama. Cada vez que se incline sobre el cojín, se desprenderá el olor. Cuando comience a desaparecer, sólo refresque las hierbas con más aceites esenciales.

Ropa de cama

Su ropa de cama también puede aromatizarse con aceites esenciales cuando se está oreando. Ponga tantas gotas de su aceite esencial favorito como necesite sobre tiras de tela y deslícelas entre su ropa de cama. El aroma de las tiras de tela se infundirá en la ropa de cama para tener noches apacibles.

Mezclas sinergéticas para el dormitorio

Éstas pueden utilizarse en forma de atomizadores de habitación (*véanse* páginas 102-103), en cojines fragantes o para aromatizar ropa de cama.

- **Sueño profundo:** 3 gotas de manzanilla romana, 3 gotas de lavanda, 2 gotas de neroli, 1 gota de sándalo.
- **Romance:** 3 gotas de bergamota, 6 gotas de salvia de amaro, 1 gota de jazmín.

PARA MANTENER LA ROPA Y LOS ZAPATOS FRESCOS

Cuando guarde la ropa, una buena mezcla sinergética para mantenerla fresca y repeler la polilla: 2 gotas de citronela, 3 gotas de lavanda y 2 gotas de *lemon gras*. Coloque esta mezcla en bolitas de algodón y clávelas en los ganchos (perchas) para ropa o en los cajones. O bien, coloque las gotas de aceites esenciales en una toalla de papel absorbente en el fondo del cajón.

Para zapatos malolientes, añada 5 gotas de *lemon gras* a bolitas de algodón y déjelas dentro de los zapatos toda la noche. Al día siguiente los zapatos tendrán un olor fresco y limpio.

El dormitorio de los niños

Esta habitación debe mostrar su personalidad; no puede obligar a sus hijos a tener el gusto de usted en decoración. Aliéntelos para que diseñen su espacio. Esto los ayudará a que se enorgullezcan de su cuarto y lo mantengan limpio y ordenado.

El olor es un factor importante en nuestras vidas, queremos que nuestros hijos se sientan seguros y felices, así que introducir aromas a su habitación tendrá un efecto alentador sobre sus emociones y durará hasta que sean adultos. El limón, la lima, la mandarina y la naranja dulce son aromas que normalmente les agradan a los niños.

CATÁLOGO DE ACEITES ESENCIALES

Los aceites esenciales tienen una amplia gama de usos: algunos alivian picaduras de insectos, mitigan dolores y malestares musculares y rejuvenecen la piel, mientras que otros calman los nervios, refuerzan el sistema inmunológico o levantan el ánimo.

Si desea encontrar un aceite para tratar algo específico o siente que una de las mezclas sinergéticas no está dando en el blanco, entonces hojee este Catálogo para encontrar los aceites adecuados para el tratamiento específico de una dolencia. Además de ofrecer una lista con los nombres comunes, también se incluyen los nombres científicos, ya que es importante que cuando compre sus aceites adquiera la variedad correcta. Asimismo, esta sección contiene precauciones pertinentes, que siempre deben tomarse en cuenta.

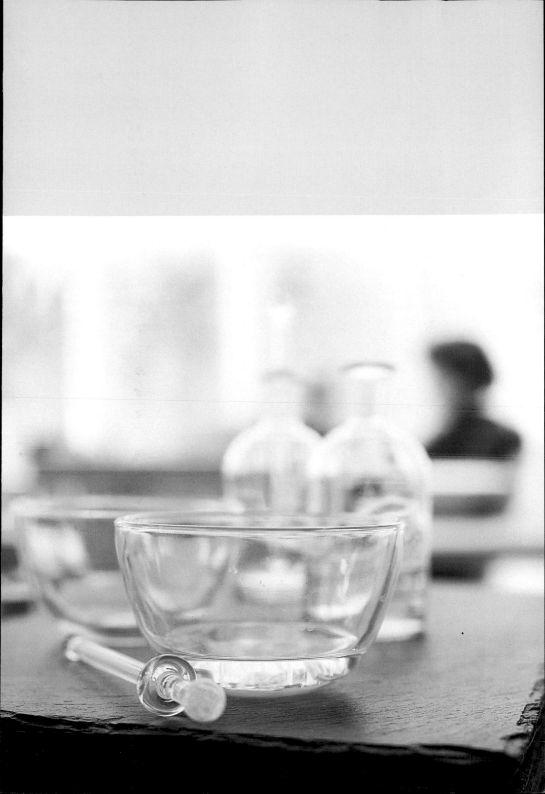

PLANTA	PARTE(S) USADAS	PROPIEDADES Y USOS
Albahaca (*Ocimum basilicum* ct. *linalol*)	Punta floreciente, hoja	Alivia picaduras de insectos (mosquito, avispa), gota, dolores y malestares musculares, reumatismo, bronquitis, tos, dolor de oído, sinusitis, dispepsia, flatulencia, náusea, calambres, periodos menstruales irregulares, resfriados, fiebre, gripe y enfermedades infecciosas. PRECAUCIÓN El nivel máximo de uso es del 2%.
Alcanforer, laurel de alcanfor (*Cinnamomum camphora* ct. *linalol*)	Madera, hoja	Ayuda contra el acné, la dermatitis, las cicatrices, heridas, arrugas y cuidado de la piel en general. No debe confundirse con la madera ho, que no se utiliza en aromaterapia.
Angélica (*Angelica archangelica*)	Semilla, raíz	Recomendada para combatir la fatiga, la migraña, la tensión nerviosa, los problemas relacionados con el estrés, malestares musculares, acumulación de toxinas, y la piel sin brillo y congestionada. PRECAUCIÓN Altamente fototóxica; manténgase lejos del sol.
Árbol del té (*Melaleuca alternifolia*)	Hoja	Estimulante. Bueno para la infección por *Candida*, las aftas, las infecciones de la matriz, de uñas, pie de atleta, los abscesos, las úlceras en la boca, el sistema inmunológico, el acné, manchas y picaduras. Benéfico para el sistema respiratorio, pues alivia resfriados, gripe, asma y bronquitis. Sus propiedades fungicidas ayudan a aclarar aftas y es valioso para infecciones genitales en general. También es un antiséptico del tracto urinario, alivia problemas como la cistitis. PRECAUCIÓN Puede causar irritación en áreas sensibles si se utiliza demasiado.
Arrayán o mirto (*Myrtus communis*)	Hoja, ramita	Benéfico para el asma, la bronquitis, los padecimientos catarrales, la tos crónica, resfriados, gripe y enfermedades infecciosas.
Benjuí (*Styrax benzoin*)	Goma	Muy cálido. Excelente para la piel seca y agrietada. Tónico para los pulmones, benéfico para problemas respiratorios como la bronquitis, el asma, la tos, los resfriados y la laringitis. Sedativo y reanimante, es útil para las personas que sufren de desánimo o depresión ligera.
Bergamota (*Citrus bergamia*)	Cáscara de la fruta	Sedativa y, al mismo tiempo, reanimante. Se usa para infecciones, depresión y ansiedad. Excelente para el cuidado de la piel, en especial para la psoriasis, el acné, el eccema y las úlceras varicosas. Útil como preventivo de la cistitis y enfermedades progresivas. PRECAUCIÓN Fotosensible, manténgase lejos del sol.

PLANTA	PARTE(S) USADAS	PROPIEDADES Y USOS
Cardamomo (*Elettaria cardamomum*)	Fruta madura seca	Cálida para la mente, aligera los retortijones, el cólico, la flatulencia y la acidez.
Cayeput (*Melaleuca leucadendron*)	Ramita de la hoja	Indicado en reumatismo, artritis, dolores y malestares musculares, gota, várices, picaduras de insectos y piel grasosa. Purificante para el asma, el catarro, el estreñimiento y la flatulencia. Fortalece el sistema inmunológico. PRECAUCIÓN Se aconseja tener cuidado durante el embarazo.
Cedro del Atlas (*Cedrus atlantica*)	Madera	Su acción tónica en los sistemas glandular y nervioso ayuda a reequilibrar el cuerpo. Antiséptico y diurético, lo cual puede combatir la celulitis. Trata la bronquitis y el catarro, aliviando los músculos adoloridos. Efecto tonificante en la piel, útil para el acné.
Cilantro (*Coriandrum sativum*)	Fruto, semilla	Alivia la migraña, la neuralgia, el agotamiento nervioso, los dolores y malestares musculares, la acumulación de toxinas y la circulación deficiente. Tónico para el sistema inmunológico.
Ciprés (*Cupressus sempervirens*)	Hoja, cono	Antiséptico y diurético. Bueno para la circulación, la celulitis y las várices. Mejorará el tono de la piel y ayudará a eliminar toxinas. Ligeramente astringente, por lo tanto, benéfico para piel grasosa.
Citronela (*Cymbopogon nardus*)	Hoja	Excelente repelente de insectos. Sus propiedades desodorantes y estimulantes refrescan los pies sudorosos y cansados. PRECAUCIÓN Puede provocar sensibilidad en la piel.
Clavo (*Syzygium aromaticum*)	Botón	Elimina el dolor. Ideal para artritis reumatoide, dolor de muelas, neuralgias, infecciones de las encías, acné infectado, úlceras y heridas. Antiséptico. También sirve para prevenir cistitis, diarrea y sinusitis. Puede ser útil para la enfermedad de Crohn y la baja inmunidad. Tiene cualidades hormonales, así que es útil para desequilibrios de la tiroides. PRECAUCIÓN Irritante para la piel en altas dosis.
Elemí (*Canarium luzonicum*)	Corteza	Recomendado para resfriados y gripe. Por sus propiedades antisépticas, también sirve para cortadas y heridas infectadas.

PLANTA	PARTE(S) USADAS	PROPIEDADES Y USOS
Enebro (*Juniperus communis*)	Baya	Despeja, estimula y fortalece los nervios. Acción diurética y antiséptica muy fuerte, valiosa en el tratamiento de la cistitis, la celulitis y la retención de líquidos. Desintoxica y limpia el cuerpo. Elimina el ácido úrico y ayuda en casos de artritis, reumatismo y gota. Tónico para pieles grasosas y congestionadas, alivia el acné, los poros obstruidos, la dermatitis, el eccema húmedo, la psoriasis y la inflamación. PRECAUCIÓN Sobreestimulante para los riñones, es mejor si se evita a principios del embarazo.
Enebro o cedro de Virginia (*Juniperus virginiana*)	Madera	Excelentes propiedades antisépticas. Benéfico para el acné, la caspa, el eczema, las úlceras y la piel grasosa.
Esencia de attar o rosa de Alejandría (*Rosa damascena*)	Flor	Afrodisiaco suave, alivia la impotencia y la frigidez. Disminuye la tensión, la depresión, la depresión posparto, la tristeza y la pena. Regula el sistema reproductor femenino y es especialmente benéfica para el útero. Poderoso efecto tonificante sobre la circulación, el sistema nervioso y la digestión. Favorece la regeneración de las células sanguíneas, así que es excelente para problemas de la piel y en general para su cuidado.
Espliego o alhucema (*Lavandula latifolia*)	Flor	Ayuda a despejar la mente y hace que los sentidos estén más calmados, y al mismo tiempo, más alertas. Particularmente efectiva para la bronquitis y dolores de cabeza vinculados con el catarro. Ayuda a fortalecer el sistema inmunológico para protegerlo contra ataques virales. Excelente para dolores y malestares musculares. Purifica la piel y tiene propiedades fungicidas. PRECAUCIÓN Úsese con cuidado debido a su contenido de alcanfor, que es más alto que el del aceite de lavanda puro. Evítese durante el embarazo y si hay epilepsia o fiebre.
Eucalipto (*Eucalyptus globulus*)	Hoja	Estimulante, antiséptico y antinflamatorio. Cura el tracto respiratorio y es útil para la sinusitis y resfriados. Alivia el reumatismo, la artritis y los dolores y malestares musculares. PRECAUCIÓN Contraindicado para bebés y niños muy pequeños debido a su alto contenido de cineol.
Eucalipto (*Eucalyptus smithii*)	Hoja	Ideal para dolores de cabeza y migrañas, cálido para dolores y malestares musculares y benéfico para resfriados, catarro, tos, sinusitis y asma.
Eucalipto limón (*Eucalyptus citriodora*)	Hoja	Repelente de insectos. Bueno para las infecciones por hongos en la piel, como el pie de atleta y la caspa. PRECAUCIÓN Puede causar sensibilidad de la piel.

PLANTA	PARTE(S) USADAS	PROPIEDADES Y USOS
Gálbano (*Ferula galbaniflua*)	Corteza	Alivia el estrés. Bueno para combatir dolores y malestares y circulación deficiente. Tonifica la piel y limpia el acné, los forúnculos y el tejido cicatrizante.
Geranio de olor (*Pelargonium graveolens*)	Flor, hoja	Equilibrante. Ayuda con dolores del periodo menstrual, problemas de la menopausia, cambios de humor, fuegos, herpes, problemas de la piel y ansiedad. Revitaliza el cuerpo y regula el equilibrio hormonal.
Hinojo (*Foeniculum vulgare*)	Semilla	Excelente purificador del cuerpo, elimina toxinas del sistema. Bueno para las resacas. Diurético, útil en dietas reductoras y para la celulitis. Tónico para la digestión, alivia la indigestión, el estreñimiento y la flatulencia. Bueno para el síndrome premenstrual, los periodos menstruales irregulares, problemas de la menopausia y baja respuesta sexual. Ayuda a limpiar y tonificar la piel. **PRECAUCIÓN** No se recomienda para niños pequeños. Evítese durante el embarazo. No lo utilice si padece epilepsia. Mejor evítese si hay alcoholismo y enfermedad del hígado y si está tomando paracetamol debido a su contenido de anetol (tóxico).
Hoja de canela (*Cinnamomum zeylanicum*)	Hoja	Indicada para el sistema digestivo. Calma espasmos, colitis, flatulencia, diarrea y náusea. Estimula secreciones de jugos gástricos. Aligera espasmos musculares y articulaciones reumáticas dolorosas, así como dolores y malestares generales. **PRECAUCIÓN** Evítese durante el embarazo. Es un aceite poderoso, así que úselo con cuidado.
Incienso u Olíbano (*Boswellia carteri*)	Corteza	Equilibrante. Ayuda con el estrés y la tensión nerviosa. Usado en aceites faciales para impedir la aparición de líneas de expresión finas y arrugas. Ayuda contra la artritis reumatoide y es bueno para el asma.
Jazmín real (*Jasminum grandiflorum*)	Flor	Emocionalmente cálida y reanimante, eufórica. Alivia la depresión, depresión posparto, falta de confianza y desequilibrio emocional. Calma e hidrata la piel seca. **PRECAUCIÓN** No debe usarse durante el embarazo.
Jengibre (*Zingiber officinale*)	Rizoma	Bueno para el catarro, la congestión, la tos, el dolor de garganta, la diarrea, los cólicos, calambres, flatulencia, indigestión y pérdida del apetito. Cálido para dolores y malestares musculares, artritis y circulación deficiente. Puede ayudar con escalofríos, resfriados y gripe. Alivia el agotamiento nervioso.

PLANTA	PARTE(S) USADAS	PROPIEDADES Y USOS
Lavanda o espliego (*Lavandula angustifolia*)	Flor	La lavanda pura es el más versátil de todos los aceites. Hay muchas variaciones dentro de la especie dependiendo dónde se cultive (*véase* página 10). Sedante, antiséptica, antibiótica, antiviral y antihongos, trata quemaduras, raspones, tos, resfriados, gripe, estrés, náusea, úlceras, acné, asma, picaduras de insectos, reumatismo, artritis, dolores de cabeza, migraña e insomnio. PRECAUCIÓN Evítese al inicio del embarazo.
Lavandín (*Lavandula x intermedia*)	Flor	Buena para problemas musculares, respiratorios y de circulación. PRECAUCIÓN Úsese con cuidado debido a su contenido de alcanfor, que es más alto que el del aceite de lavanda puro. Evítese durante el embarazo y si se sufre epilepsia o fiebre.
Lemongras o té limón (*Cymbopogon citratus*)	Hoja	Excelente repelente de insectos. Con sus propiedades desodorantes y antisépticas, es buena para el pie de atleta y la sudoración excesiva.
Lima (*Citrus aurantifolia*)	Cáscara de la fruta	Alivia la ansiedad y la depresión. Buena para usarse cuando se está convaleciente de una enfermedad. PRECAUCIÓN Fotosensible; manténgase lejos del sol.
Limón (*Citrus limon*)	Cáscara del fruto	Aligera la ansiedad, la depresión y la confusión. Trae alegría y fuerza en tiempos de enfermedad y convalecencia. Estimulante para el sistema nervioso e inmunológico. Favorece la purificación de la sangre y el sistema linfático. Tónico para el hígado, la vesícula biliar, el páncreas y el sistema circulatorio. Propiedades antisépticas; ayuda a la curación de heridas e infecciones. Asistente digestivo. Combate la acidez y el desarrollo de colesterol en el cuerpo. PRECAUCIÓN Fotosensible, manténgase lejos del sol.
Mandarina (*Citrus reticulata*)	Cáscara de la fruta	Buena para la tensión nerviosa, la retención de líquidos y la piel grasosa o congestionada. Útil para las estrías.
Manuka (árbol de té neozelandés) (*Leptospermum scoparium*)	Hoja, ramita	Cálida, vigorizante para la mente y el cuerpo. Se usa para la meditación. Benéfica para la artritis reumatoide, el acné, la dermatitis y los sarpullidos alérgicos, la bronquitis, la sinusitis y el asma. PRECAUCIÓN Irritante moderado de la piel; puede ocasionar enrojecimientos y zonas doloridas cuando se aplica sin diluir.
Manzanilla (*Matricaria chamomilla*)	Flor seca	Ideal para todos los padecimientos de la piel, como alergias, heridas, úlceras, eccemas, piel sensible e infecciones por hongos. Útil para articulaciones inflamadas e hinchadas.

PLANTA	PARTE(S) USADAS	PROPIEDADES Y USOS
Manzanilla romana (*Chamaemelum nobile*)	Flor	Sedativa, calmante. Benéfica para el dolor menstrual, la artritis, dolores de nervios y de cabeza, eccema, dermatitis, acné y padecimientos alérgicos. Buena para la piel seca y con comezón. Excelente limpiador de la piel. Segura para los niños. PRECAUCIÓN Evítese a principios del embarazo.
May chang (*Litsea cubeba*)	Fruto	Reanimante y estimulante. Tónico para el corazón y el sistema respiratorio. Efecto benéfico sobre enfermedades coronarias. Acción equilibrante en piel y cabello grasosos. PRECAUCIÓN No se utilice en piel enferma, dañada o hipersensible o en niños menores de 2 años.
Mejorana (*Origanum majorana*)	Cabeza de la flor, hoja	Sedante, buena para el asma, el estreñimiento y la presión sanguínea alta. Afrodisiaca. Buena para espasmos musculares, migraña y dolores y malestares. PRECAUCIÓN Evítese al inicio del embarazo.
Mejorana española (*Thymus mastichina*)	Hoja	Buena para la sinusitis, el catarro e infecciones virales y bacterianas. Hace entrar en calor y limpia los músculos.
Menta (*Mentha piperita*)	Hoja, punta floreciente	Refrescante, estimula la mente y favorece la concentración. Excelente para mareos, dolores de cabeza y náuseas. Altamente benéfica para problemas digestivos. Buena para fiebre, resfriados y gripe. Antiséptica, limpia la piel. Ayuda a aliviar el dolor muscular, artrítico y menstrual. PRECAUCIÓN Contraindicada para bebés y niños pequeños, en los que llega a producir laringoespasmo (cierre de la laringe). Puede causar irritación en la piel. No se use si está tomando remedios homeopáticos.
Milenrama (*Achillea millefolium*)	Cabeza seca de la flor	Buen aceite de usos variados que beneficia el insomnio, los padecimientos relacionados con el estrés, la presión sanguínea alta, el acné, el eccema, las heridas, los resfriados, la fiebre y la gripe. PRECAUCIÓN Evítese al inicio del embarazo.
Mirra (*Commiphora myrrha*)	Tallo, rama	Propiedades antisépticas y fungicidas. Ayuda a la curación de heridas y es buena para la garganta, la boca y las encías. Estimula la digestión. Ayuda en problemas respiratorios como bronquitis, resfriados, catarro y dolor de garganta. Rejuvenece la piel avejentada. PRECAUCIÓN No debe usarse al inicio del embarazo.

PLANTA	PARTE(S) USADAS	PROPIEDADES Y USOS
Naranja, dulce (*Citrus sinensis*)	Hoja, cáscara de la fruta, flor	Sus propiedades sedativas y cálidas la hacen útil para la depresión o la tensión nerviosa. Buena para resfriados, gripe, retención de líquidos y obesidad. Alivia la bronquitis y tiene un efecto calmante sobre el estómago, aliviando la indigestión. También ayuda contra el estreñimiento.
Neroli (*Citrus aurantium* var. *amara*)	Flor	Incrementa la confianza y la autoestima. Relajante, asistente poderosa para aliviar el estrés y la ansiedad mental o emocional. Aligera el temor, la depresión, la pena, el estado de choque y la histeria. Afrodisiaco suave y relajante. Trata el insomnio, favoreciendo el sueño profundo y tranquilo. Rejuvenecedor y calmante para el cuidado de la piel.
Niauli (*Melaleuca viridiflora*)	Hoja, botón	Estimulante de tejidos, fomenta la circulación local, aumentando los glóbulos blancos y la actividad anticuerpos, por lo que combate infecciones. Ayuda cuando hay debilidad. Bueno para usarse al inicio de una enfermedad ya que fortalece el sistema inmunológico. Benéfico para infecciones del pecho, bronquitis, gripe, neumonía, tos ferina, asma, sinusitis, catarro, laringitis e infecciones urinarias. Para el cuidado de la piel, puede afirmar los tejidos y favorece la curación. PRECAUCIÓN Úsese con cuidado durante el embarazo y con niños pequeños.
Pachulí (*Pogostemon cablin*)	Hoja	Afrodisiaco, trata la impotencia y la frigidez. Alivia el letargo, la confusión y la depresión, y calma el estrés y la ansiedad. Tiene propiedades sedativas, antisépticas, fungicidas y antibacterianas. Regenera las células de la piel, así que es útil para la piel envejecida, agrietada, el acné, la caspa, el eccema y otros problemas de la piel.
Palmarosa (*Cymbopogon martinii*)	Hoja	Aclara la mente. Antiséptica, hidratante y calmante para la piel. Da vida y regenera las células sanguíneas. Benéfica para el acné y otros problemas de la piel. Estimula la digestión. Tiene propiedades antivirales.
Petitgrain (*Citrus aurantium* var. *amara*)	Hoja	Aclara la mente y alivia la fatiga mental. Ayuda contra el insomnio y estimula los procesos digestivos. Sedativo del sistema nervioso. Efecto tonificante sobre la piel, lo cual elimina granos o acné.
Petitgrain o naranja amarga (*Citrus aurantium* var. *amara*)	Hoja, cáscara de la fruta, flor	Fomenta la claridad mental y el equilibrio emocional. Buena para el estreñimiento, ayuda para espasmos musculares, el drenaje linfático y la retención de líquidos. PRECAUCIÓN Fotosensible, manténgase lejos del sol.

PLANTA	PARTE(S) USADAS	PROPIEDADES Y USOS
Pimienta (*Piper nigrum*)	Baya	Fortalece los nervios y la mente, y da vigor. Tónico para los músculos esqueléticos. Buena para dolores y malestares musculares y para usarse antes de realizar deporte excesivo. Estimula el apetito, saca el aire contenido en el estómago y puede reanimar la circulación. Tiene un efecto benéfico sobre enfermedades respiratorias.
Pimienta acre (*Pimenta racemosa*)	Hoja seca	Ideal para dolores y malestares musculares, neuralgia, reumatismo y circulación deficiente. Excelente para el cuero cabelludo y sus padecimientos. Fortalece el sistema inmunológico. **PRECAUCIÓN** No lo use si está tomando aspirina, heparina o warfarina.
Pino (*Pinus sylvestris*)	Aguja	Reanimante para la fatiga y el agotamiento nerviosos. Alivia la circulación deficiente, la bronquitis, el catarro, el asma y la sinusitis. Excelente para vaporizaciones cuando hay enfermedad, porque puede matar gérmenes que se transmiten por el aire.
Ravensare o ravenale (*Ravensare aromatica*)	Hoja	Tónico para el sistema inmunológico y útil contra la fiebre glandular. Fungicida y antiséptico. Útil contra la varicela, el herpes y los dolores y malestares musculares. Bueno para la bronquitis, la gripe, la sinusitis y la tos ferina.
Romero (*Rosmarinus officinalis*)	Cabeza de la flor, hoja	Estimulante. Bueno para dolores y malestares musculares, la circulación deficiente, problemas reumáticos, fatiga física y mental, presión sanguínea baja y pérdida de cabello. **PRECAUCIÓN** No se use si padece epilepsia, tiene presión sanguínea alta o en las primeras etapas del embarazo. No se utiliza normalmente en quienes tienen predisposición a problemas del hígado.
Salvia de amaro, salvia romana, esclarea (*Salvia sclarea*)	Flor	Eufórica. Ideal para combatir la depresión, estados de pánico, padecimientos menstruales, calambres, síndrome premenstrual, presión sanguínea alta y dolor menstrual. Excelente para relajar los músculos. Su acción sedativa alivia dolores de cabeza y migraña al calmar la tensión. No debe confundirse con la salvia común (*Salvia officinalis*) que no se emplea en aromaterapia. **PRECAUCIÓN** Evítese a principios del embarazo.
Sándalo (*Santalum album*)	Duramen	Favorece la meditación profunda y pacífica. Relaja y calma, aliviando la depresión, el estrés y el miedo. Afrodisiaco. Estimula y fortalece el sistema inmunológico y es benéfico para infecciones urinarias. Calma el dolor de garganta y ayuda a aliviar la laringitis y la bronquitis. Alivia y humecta la piel seca; antiséptico y astringente para la piel grasosa y el acné.

PLANTA	PARTE(S) USADAS	PROPIEDADES Y USOS
Semilla de apio (*Apium graveolens*)	Fruto, semilla	Efecto sedativo y tónico sobre el sistema nervioso central. Purifica toxinas dentro del cuerpo. Tónico para el sistema digestivo y el sistema reproductor. PRECAUCIÓN Evítese durante el embarazo.
Semilla de zanahoria (*Daucus carota*)	Semilla	Buena para enfermedades de la piel como dermatitis, eccema y psoriasis, y nutritiva para la piel madura.
Siempreviva (*Helichrysum italicum*)	Flor	Buena para la depresión, estados de choque, temores y fobias así como para dolores y malestares en general. Sus propiedades regeneradoras de células hacen que sea útil para cicatrices, acné, dermatitis y abscesos. Benéfica también para resfriados y gripe.
Tagetes (*Tagetes glandulifera*)	Flor	Fungicida, por lo tanto, bueno para la infección por *Candida*. Benéfico para las infecciones catarrales, la curación de heridas, la bronquitis y la tos. PRECAUCIÓN No lo utilice en niños o bebés y evítese durante el embarazo. Fototóxico; manténgase lejos del sol.
Tomillo, dulce (*Thymus vulgaris* ct. *geranil*, ct. *linalol*)	Flor, hoja	Bueno para la bronquitis, la sinusitis, la cistitis, el reumatismo, el eccema seco, la psoriasis, el eccema húmedo, el dolor de garganta, la amigdalitis, la colitis y el acné infectado. Puede ayudar a las personas con predisposición a ataques virales, fatiga e insomnio.
Tomillo rojo (*Thymus vulgaris* ct. *thymol*)	Flor, hoja	Antibacterial, antihongos. Bueno para el acné, los abscesos, problemas de la piel y circulatorios, pérdida de cabello, flatulencia, digestión lenta, secreciones bronquiales, sinusitis, asma, fatiga general, hipertensión, depresión, nervios, ansiedad y, debido a sus cualidades para hacer entrar en calor, reumatismo y articulaciones rígidas. PRECAUCIÓN No lo use si tiene presión sanguínea alta. Irritante de la piel.
Toronja (*Citrus paradisi*)	Cáscara de la fruta	Eufórica, refrescante, antidepresiva, estimulante del sistema inmunológico y linfático. Buena para la celulitis. PRECAUCIÓN Fotosensible; manténgase lejos del sol.
Toronjil o Melisa (*Melissa officinalis*)	Flor, hoja	Buena para el insomnio y calmante para el sistema nervioso. Útil para problemas digestivos como retortijones, náusea y náusea matutina.

PLANTA	PARTE(S) USADAS	PROPIEDADES Y USOS
Valeriana (*Valeriana officinalis*)	Rizoma, raíz	Ayuda con el insomnio, migraña, agitación y tensión nerviosa. Disminuye la presión sanguínea alta y la indigestión nerviosa.
Vetiver (*Vetiveria zizanioides*)	Raíz	Bueno para infecciones generales, infecciones de la piel, acné, periodos menstruales infrecuentes (o pérdida de los mismos) y diabetes.
Ylang ylang (*Cananga odorata, var. genuina*)	Flor	Afrodisiaco relajante, eufórico. Bueno para aliviar la presión sanguínea alta, la impotencia, la frigidez, el síndrome premenstrual, la depresión, la irritabilidad, los ataques de pánico y estados hipersensibles. Estimula el crecimiento del cabello. Equilibra la piel grasosa. **PRECAUCIÓN** Ligero riesgo de sensibilización de la piel.

CATÁLOGO DE ACEITES DE BASE

El aceite en el que diluye su aceite esencial es tan importante para el resultado final de su aromaterapia como el aceite esencial mismo. Tal vez prefiera alguno en particular, pero en este catálogo hay una lista de 18 aceites de base diferentes junto con sus propiedades y usos para proporcionarle un repertorio cuando decida aplicar un tratamiento de aromaterapia.

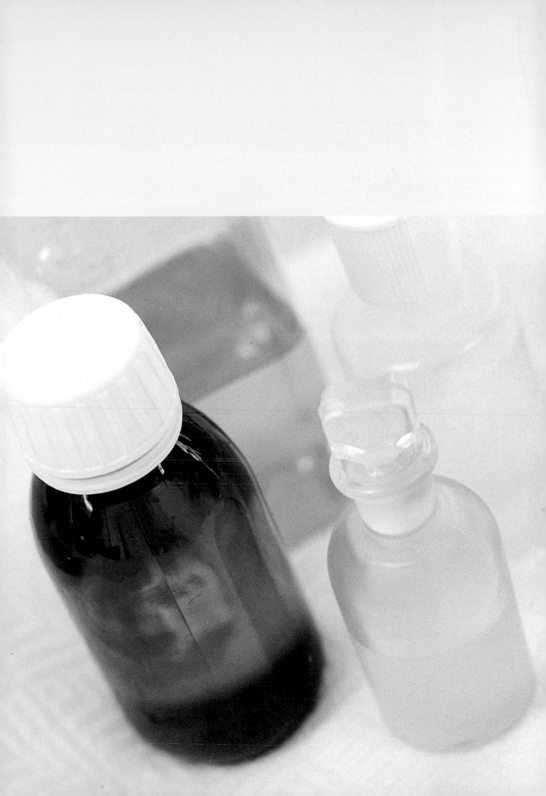

NOMBRE	PREPARACIÓN	PROPIEDADES Y USOS
Aguacate (*Persea americana*)	Prensado en frío	El aceite sin refinar debe ser verde intenso y se prensa de la carne seca y rebanada de los frutos. Contiene vitaminas A, B1, B2 y D. Es un emoliente magnífico y posee la reputación de tener un grado más alto de penetración en la epidermis que la mayoría de los aceites de base. El aguacate tiene excelentes propiedades para curar la piel y es benéfico para piel muy seca y para las arrugas.
Almendras dulces (*Prunus amygdalus* var. *dulcis*)	Prensado en frío	El árbol de almendras dulces produce un aceite obtenido por prensado en frío. Contiene vitaminas A, B1, B2, B6 y E. Debido a su pequeña cantidad de vitamina E, se conserva razonablemente bien. Protege y nutre la piel y calma la irritación ocasionada por el eccema, la psoriasis, la dermatitis y todos los casos de piel seca y escamosa. Se sabe que ayuda con la irritación en los glúteos de bebés y que calma las quemaduras de sol. PRECAUCIÓN Puede estar contraindicado si se es alérgico a las nueces.
Borraja (*Borago officinalis*)	Prensado en frío	Con niveles de 16 a 23%, la borraja es la fuente más rica de AGL (ácido gamalinolenico) disponible en la actualidad. No es irritante, por lo que puede usarse en la piel en casos de eccema y psoriasis, y ayuda a suavizar las arrugas. El AGL es una sustancia natural producida por las propias células saludables del cuerpo y se encuentra en los aceites de cáñamo, onagra y borraja. Ayuda en padecimientos como artritis y síndrome premenstrual, cuando la habilidad del cuerpo para producir AGL está deteriorada.
Caléndula o mercadela (*Calendula officinalis*)	Macerado en aceite de girasol	Este excelente aceite de curación es bueno para úlceras por decúbito, venas rotas, moretones, heridas persistentes y várices. Sirve para problemas de la piel, particularmente erupciones, piel agrietada y cuarteada y para tratar el eccema seco.
Camelia (*Camellia sinensis*)	Macerado en aceite de girasol	La camelia es la planta del té que se cultiva en Asia. Se utiliza en la medicina tradicional china para tratar padecimientos de la piel. Es muy buena para piel muy sensible y madura.
Coco (*Cocos nucifera*)	Prensado en frío	El aceite se utiliza con frecuencia en cremas de masaje debido a sus propiedades para suavizar la piel. El aceite de coco hace que la piel se vuelva suave y con apariencia satinada. También es excelente para acondicionar el cabello.

Germen de trigo
(*Triticum vulgare*)

Prensado en frío

De color naranja intenso debido a su alto contenido de vitamina E, este aceite es útil para pieles secas y maduras, y es excelente para las estrías y el tejido cicatrizante.
PRECAUCIÓN Contraindicado para alergias.

Girasol
(*Helianthus annuus*)

Prensado en frío

Se produce del aceite obtenido por plantas cultivadas orgánicamente. Contiene vitaminas A, B, D y E. Tiene un efecto calmante sobre la piel y es benéfico para úlceras en la pierna, moretones y enfermedades de la piel.
PRECAUCIÓN No utilice el aceite de girasol del supermercado, ya que éste es un aceite refinado para cocinar únicamente, al que se le han quitado sus propiedades humectantes y curativas.

Hierba de San Juan o hipérico
(*Hypericum perforatum*)

Macerado en aceite de girasol

La hierba de San Juan calma particularmente los nervios inflamados, por lo cual es útil en casos de neuralgia, ciática y fibrosis. Es bueno para las heridas donde hay tejido dañado y es efectivo para torceduras, quemaduras y moretones. Es excelente para la piel, ya que posee propiedades calmantes y antisépticas. Se utiliza en cosméticos para estirar la piel.
PRECAUCIÓN Utilícese con cuidado. Evítese durante el embarazo y si se padece epilepsia, asma o enfermedades del corazón. No lo use si está tomando warfarina o la píldora anticonceptiva.

Jojoba
(*Simmondsia chinensis*)

Prensado en frío

La jojoba no es un aceite, sino una cera líquida. La estructura química de la jojoba no sólo se asemeja al sebo (*véase* página 17), sino que este último puede disolverse en ella, por lo que es ideal en casos de acné. Buena para el cuero cabelludo y la piel, la psoriasis y el eccema; es un aceite muy equilibrante.

Macadamia
(*Macadamia ternifolia*)

Prensado en frío

La macadamia tiene buenas propiedades de preservación. Es un lubricante de la piel y ésta la absorbe fácilmente. Posee propiedades muy parecidas a la piel humana, por lo que se recomienda para rejuvenecer la piel envejecida.

Onagra, hierba del asno, prímula
(*Oenothera biennis*)

Prensado en frío

Rico en AGL (*véase* Borraja), este aceite es útil para la psoriasis, la piel seca y escamada y para la caspa, y acelera la curación de heridas, las úlceras y la piel grasosa.

Rosa silvestre
(*Rosa canina*)

Prensado en frío

Puede usarse en cremas y lociones cosméticas. Se ha encontrado que el aceite regenera los tejidos, lo cual ayuda a prevenir el envejecimiento prematuro, minimizar las arrugas y reducir el tejido cicatrizante. También es útil para quemaduras y para el eccema.

Semilla de chabacano
(*Prunus armeniaca*)

Prensado en frío

El aceite de chabacano es casi idéntico al de almendras dulces. Sin embargo, se produce menos aceite y eso lo hace más caro. El chabacano es excelente para la protección de la piel, puesto que es emoliente y nutritivo. Se absorbe fácilmente en la piel debido a su textura ligera. Calma la irritación ocasionada por el eccema y es adecuado para pieles sensibles, secas y envejecidas.

Semilla de durazno
(*Prunus persica*)

Prensado en frío

Físicamente, el aceite de semilla de durazno es similar al del chabacano y al de almendra dulce. Tiene buenas propiedades para la protección de la piel, es emoliente y nutritivo y se absorbe con lentitud. Alivia la comezón y es benéfico para el eccema. La semilla de durazno es apropiada para pieles sensibles, secas y envejecidas, y funciona como un buen aceite de masaje facial. Con frecuencia se utiliza en cremas para el cuidado de la piel.

Semilla de neem
(*Azadirachta indica*)

Prensado en frío

El árbol de neem es parte de un género de grandes árboles tropicales que producen madera valiosa. El fruto es una cápsula, con algunas semillas grandes y con una piel carnosa. El neem es efectivo en el tratamiento de enfermedades de la piel como psoriasis, eccema, dermatitis, quemaduras, úlceras, herpes e infecciones por hongos, así como en verrugas y caspa. Tiene propiedades antinflamatorias, por lo que es benéfico para la artritis y los dolores y malestares, y se ha dicho que es antibacterial. Se usa ampliamente en la India como repelente de insectos e insecticida orgánico.

Semilla de uva
(*Vitis vinifera*)

Refinado

Un aceite de masaje ligero, no grasoso.

Zanahoria
(*Daucus carota*)

Macerado en aceite de girasol

El aceite puro de zanahoria es rico en betacaroteno y vitaminas A, B, C, D, E y F. Es un tónico excelente para la piel, pues favorece el proceso de curación al auxiliar en la formación de tejido cicatrizante. Calma la comezón en la piel y es útil en casos de psoriasis y eccema. Es particularmente bueno para retardar el envejecimiento.

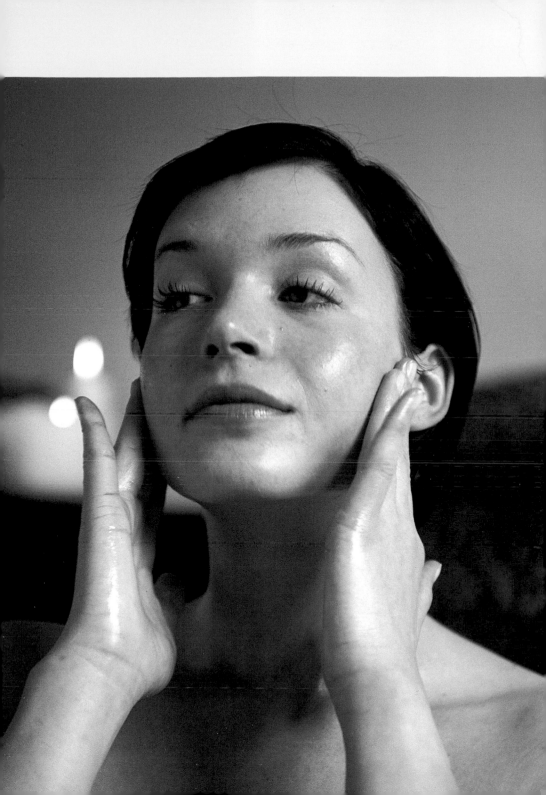

Índice alfabético

CRÉDITOS y AGRADECIMIENTOS

Biblioteca Bridgeman Art, Londres/Nueva York/ Museo Británico, Londres, Reino Unido 12. Biblioteca de Fotografías de Plantas/Jerry Pavia 89. Gattefossé s.a 13. Octopus Publishing Group Limited/Colin Bowling 24, 55, 57, 62, 66, 71, 73, 77, 78, 93, 95, 98, 99, 100/ Sandra Lane 67, 86/ Di Lewis 102/ Peter Myers 29, 35 arriba, 35 abajo, 36, 37 arriba, 37 abajo, 60/ Peter Pugh-Cook 74/ William Reavell 1, 2, 4, 8, 14, 15, 19, 21, 23, 28, 56, 63, 64, 72, 80, 82, 85, 91, 92, 101, 106, 109, 125/ Gareth Sambidge 11 izquierda, 18, 20, 25, 27, 30 izquierda, 30 derecha, 30 centro, 32, 33, 34, 38 arriba, 38 abajo, 39 izquierda, 39 derecha, 40, 41 izquierda, 41 derecha, 42, 43 izquierda, 43 derecha, 43 centro, 44, 45 arriba izquierda, 45 abajo derecha, 45 abajo izquierda, 47, 48 izquierda, 48 derecha, 49, 50, 51, 52, 59, 70, 79, 107, 121/ Roger Stowell 96/ Richard Truscott 87/ Ian Wallace 7, 11 derecha, 22, 46 arriba, 46 abajo, 65, 84, 104/ Mark Winwood 31 izquierda/Jacqui Wornell 31 derecha, 83/ Polly Wreford 103, 105. Photodisc/Getty Images 119.

EDICIÓN ORIGINAL
Editor ejecutivo: Jane McIntosh
Editor: Jessica Cowie
Editor ejecutivo de arte: Rozelle Bentheim
Diseñador: One2Six
Investigación de fotografías: Luzia Strohmayer
Control de producción: Nosheen Shan

VERSIÓN PARA AMÉRICA LATINA
Dirección editorial: Amalia Estrada
Traducción: Cynthia Ochoa
Revisión técnica de plantas medicinales:
Biólogos Miguel A. Gutiérrez y Yolanda Betancourt (Jardín Botánico Universitario de Plantas Medicinales de la Universidad Autónoma de Tlaxcala)
Supervisión editorial: Sara Giambruno
Asistencia editorial: Lourdes Corona
Coordinación de portadas: Mónica Godínez
Asistencia administrativa: Guadalupe Gil
Fotografías de portada: Getty Images/Jim Franco, Octopus Publishing Group Ltd./William Reavell/ Gareth Sambidge/Ian Wallace